JN409832

개정증보판

東醫壽世保元과 四象情針 總論

개정증보판

東醫壽世保元과 四象情針 總論

性命論, 四端論, 擴充論, 臟腑論

金正熙 지음

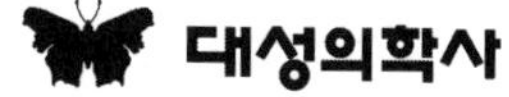

머리말

『동의수세보원』은 가장 난해한 서적 중 하나이다. 특히 性命論, 四端論, 擴充論, 臟腑論이 가장 난해한 부분으로 四象醫學을 하시는 많은 분이 이 부분에서 포기하거나 대충 공부하고 실제 임상과 관련된 부분만 공부하는 경향이 있다.

하지만 이 부분을 모르고서는 동의수세보원을 제대로 이해할 수 없다. 특히 四象醫學의 치료 목적과 肺脾肝腎이 과연 무엇인지에 대해 제대로 알 수 없다.

필자는 이론과 실제가 부합하는 학문을 추구하는 사람이다. 아무리 이론이 좋더라도 실제 생활과 맞지 않거나 관련이 없다면 큰 가치를 두지 않는다.

性命論, 四端論, 擴充論, 臟腑論에 대해 형이상학적이고 실제 우리 생활과 임상에 관련이 없다고 생각하는 사람들이 있는데 이는 性命論, 四端論, 擴充論, 臟腑論을 제대로 이해하지 못했기 때문이다.

동의수세보원은 이론과 실제가 그대로 일치하는 실용의 학문이다.

四象醫學을 제대로 이해하기 위해서는 반드시 性命論, 四端論,

擴充論, 臟腑論에 대한 이해가 선행되어야 한다. 하지만 이를 간과하고 바로 임상을 다루는 경우가 많기에 먼저 이 부분만 떼어내서 출판하게 되었다. 醫源論부터 四象人辨證論까지는 차후에 다른 책으로 해설할 예정이다.

처음의 취지는 性命論, 四端論, 擴充論, 臟腑論까지 해설하는 것이었는데, 體質針法에 대해서 책 말미에 총론적인 내용을 조금 추가하였다. 이렇게 한 이유는 體質針法이 性命論, 四端論, 擴充論, 臟腑論과 밀접한 관련이 있기 때문이다. 대략적인 내용일지라도 性命論, 四端論, 擴充論, 臟腑論에 근거한 부분이므로 반드시 필요하다는 생각이었다.

여기에서는 동의수세보원의 이론에 입각해 가설을 세우고 실제 임상에서 20년 넘게 확인하여 각 체질별 穴 자리가 확실한 穴 자리를 공개한다.

임상에서 사용하는 穴 자리의 조합과 구체적인 이유 등은 뒤에 나오는 腎受熱表熱病부터 四象人辨證編까지와 관련이 있고 그 내용에 근거한다. 따라서 이 부분은 후에 나오는 동의수세보원과 사상정침총론 각론에 서술하도록 하겠다.

학문과 평생의 스승님이신 金洲 선생님, 관상학의 대가 신기원 선생님, 동국대학교 박성식 교수님께 감사의 말씀을 올린다.

2014. 9. 5

저자 金正熙

차례

序論

인간의 수명, 건강과 인간의 운명

의학은 인간의 건강과 질병, 수명을 다루는 학문이다. 그리고 『東醫壽世保元』은 인간의 건강과 수명을 다룬 의학 서적이다. 하지만 다른 의학 서적과는 다른 점이 많이 존재한다. 특히 性命論, 四端論, 擴充論, 臟腑論에는 의학과는 관련이 없을 것 같은, 인간의 운명에 대해서 철학적이고 유학적인 내용들이 적혀 있다.

東武 李濟馬 선생님은 이미 『格致藁』라는 저술을 남겼는데, 이는 의학 서적이 아니라 그의 인간관과 세계관이 적혀 있는 철학 서적이다. 이러한 저작이 이미 있는데도 의학 서적인 『東醫壽世保元』에 왜 다시 철학적이고 유학적인 내용을 담았을까?

그 이유는 인간의 운명과 臟腑의 기운, 인간의 性情(마음), 질병, 건강, 수명이 밀접한 관련이 있기 때문이다. 性命論, 四端論, 擴充論, 臟腑論은 사람의 몸(臟腑, 형상)과 마음, 주위 환경에 대한 인식과 인간 행동의 연관성을 논리적으로 서술한 글이다. 인간의 몸(臟腑, 형상)과 마음을 다루는 것이 바로 의학이다.

기존의 한의학은 인간의 몸을 위주로 논하였다. 인간의 마음에 대해서도 어느 정도 연구를 하였지만 四象醫學만큼 마음을 중요시하지 않았으며 몸, 마음과 인간의 행동에 대해 깊이 있게 연구하지 못하였다.

蓋 古之醫師 不知心之哀惡所欲 喜怒哀樂 偏着者 爲病而
但知 脾胃水穀 風寒暑濕 觸犯者 爲病故
其論病論藥全局 都少陰人 脾胃水穀中出來而
少陽人 胃熱證藥 間成有焉
至於太陰人病證則 全昧也

무릇 옛 의사들은 마음에서 일어나는 사랑, 증오, 욕망과 희로애락의 편차가 병이 된다는 것을 알지 못하고 단지 비위수곡과 풍한서습의 접촉으로 인해 병이 생기는 것으로 알았다.

그러한 까닭에 병을 논하고 약을 논한 것 전부가 소음인의 비위수곡에서 나온 것으로 시작해 소양인의 위열증약이 간혹 존재할 뿐이다. 태음인의 병증에 대해서는 전혀 다루어진 것이 없다.

— 醫源論

李濟馬 선생님은 인간의 마음이 인체에 지대한 영향을 끼친다고 생각하였다. 하지만 기존의 한의학이 인간의 몸과 마음에 대한 관계

를 제대로 연구하지 못하였다고 보았다. 희로애락과 같은 감정의 변화가 인간의 건강과 수명, 질병에 많은 영향을 끼치며 이러한 몸(臟腑, 형상)과 마음의 변화는 인간의 운명과 같은 철학적인 내용과도 밀접한 관련이 있다고 생각한 것이다. 그래서 『東醫壽世保元』을 통하여 몸과 마음의 연관성을 밝혀놓았으며(臟腑論에 자세히 나와 있다), 인간의 마음에 대해 깊이 연구하였다.

이에 따라 필연적으로 인간의 운명에 대해서도 연구한바, 性命論에 다음과 같은 글을 남겼다.

命者 命數也

命數 行也

즉, 인간의 운명이란 한마디로 인간의 행동이라는 의미다. 다시 말해 당신의 운명은 당신이 지금 하고 있는 행동의 결과이다. 의학서적에 인간의 운명과 같은 철학적인 내용이 나오는 이유가 여기에 있다. 몸과 마음에 의해서 결정되는 것이 바로 행동이고, 그러한 행동에 의해 결정되는 것이 바로 그 사람의 운명인 것이다. 인간의 몸과 마음, 운명은 서로 밀접한 관련이 있으며 상호 영향을 끼치게 된다.

사실 인간의 몸과 마음, 운명은 따로 떼어내서 설명하면 안 되는 것들이다. 세 가지를 동시에 깊이 있게 알고 있어야만 각각을 제대로 이해할 수 있다. 하지만 기존 한의학이나 기존 철학에서는 이 세

가지의 관계를 제대로 다루지 못하였다. 물론 이 연관성이 四象醫學에서 처음 나온 것은 아니다. 특히 관상학에는 이러한 연관성이 설명되어 있다. 하지만 의학적인 면보다는 인간의 운명에 대해 논하였기 때문에 四象醫學과는 다르다.

몸과 마음, 인간의 운명에 대한 관계를 깊이 있게 연구한 의학 서적은 『東醫壽世保元』이 독보적이다. 『東醫壽世保元』의 性命論, 四端論, 擴充論, 臟腑論은 이 세 가지의 관계를 자세히 적어놓은 극히 드문 글이다. 이를 볼 때 李濟馬 선생님은 인간의 몸, 마음, 운명에 대해 가장 잘 이해한 사람 중 한 분이 아닌가 생각한다.

사실 건강과 질병은 운명의 일부분일 뿐이다. 기존 한의사들이 건강과 질병에 대해서만 연구한 데 비해 李濟馬 선생님은 한 단계 더 큰 개념인 인간의 운명까지 의학의 범주에 포함시켰다. 이로써 의학의 범주를 한 단계 끌어올린 것이다.

四象醫學과 五行

五行學說로는 四象醫學을 이해할 수 없다.

기존 한의학에서 가장 대표적인 이론이 바로 陰陽五行이며, 동양의 철학자들은 陰陽五行의 관점으로 자연의 법칙과 인간의 生理, 病理를 파악하여왔다. 하지만 이 四象醫學에서는 五行의 상생, 상극 관계를 거의 찾아볼 수 없다. 五行의 관점에서 약간 비슷한 면이 있기는 하지만 기존 五行의 법칙과는 많은 차이를 볼 수 있다. 예를 들면 火生土하고 土生金하며 金生水 水生木하는 상생의 법칙을 四象醫學에서는 찾아볼 수 없다.

하지만 五行學說에 능통한 한의학자나 철학자들은 四象醫學을 접하게 되면 자신이 알고 있던 五行의 관점으로 四象醫學을 이해하려고 노력하거나 四象을 五行에 끼워 맞추는 경우가 있다. 하지만 이는 四象醫學의 창시자인 李濟馬 선생님의 생각을 무시하고 오로지 자신의 관점으로만 이해하려고 하는 것이기 때문에 四象醫學을 제대로 이해할 수 없을뿐더러 많은 오류를 범하게 된다.

모든 것이 마찬가지지만, 四象醫學 역시 제대로 이해하려면 창시자의 생각을 이해하려고 노력하여야 한다. 『東醫壽世保元』은 五行의 관점으로 세상을 보고 인간을 파악하여 탄생한 의학이 아니다. 肺脾肝腎이라는 독특한 四端적 관점으로 인간을 파악하고 生理와 病理를 연구한 학문이다. 따라서 『東醫壽世保元』을 공부할 때도 저자의 생각을 이해하려고 노력하여야지 내가 알고 있는 五行의 관점에 끼워 맞추려고 한다면 진짜 의도를 이해할 수 없게 된다. 이는 서양의 학문으로 한의학을 이해하거나 검증하려고 할 때 범하는 오류와 다를 바가 없다.

이 책은 내가 알고 있는 관점으로 『東醫壽世保元』을 풀이한 것이 아니라 저자의 의도를 파헤쳐가며 쓴 글이다. 五行이나 다른 이론으로 四象醫學을 설명하는 책이 아니며, 철저하게 李濟馬의 의도가 무엇인지를 고민하여 쓴 것이다.

변화하는 것과 변화하지 않는 것

五行이라는 것은 계속 변화하는 법칙이다. 봄이 가면 여름이 오고, 여름이 가면 가을이 오고, 가을이 지나면 겨울이 온다. 겨울이 지나면 다시 봄이 오면서 무한 반복하며 원을 그리게 된다. 작게는 아침과 저녁 또한 五行의 걸음걸이로 변해간다. 무한 반복되는 다섯 가지 걸음걸이가 바로 五行이다. 五行이란 木火土金水의 기운이 계속 변화하는 법칙이다.

이러한 五行의 관점으로 본다면 여름에 좋은 음식과 겨울에 좋은 음식, 봄에 맞는 양생법과 여름에 맞는 양생법이 따로따로 존재하게 된다. 예를 들어 여름이 되면 몸 안의 양기가 약해지기 때문에 보양식인 삼계탕을 많이 먹고, 겨울이 되면 몸에 열이 쌓이기 때문에 냉면과 같은 찬 음식을 먹으라고 한다. 하지만 四象體質 의학에서는 그렇지 않다. 몸이 찬 少陰人은 겨울에도 삼계탕을 먹어야 하며 몸에 열이 많은 少陽人은 여름에도 삼계탕을 먹으면 안 된다.

그렇다면 과연 어떤 관점이 맞는 것일까?

필자의 생각은 李濟馬 선생님의 四象體質이 五行의 관점보다 훨씬 중요하고 우선시된다는 것이다. 李濟馬 선생님이 과연 五行을 이해하지 못하거나 잘 알지 못해서 四象醫學에 접목하지 않았을까? 그렇지 않다.

『東醫壽世保元』에 보면 醫源論이라는 편이 있다. 여기에 역대 의가들의 공적을 평가해놓은 부분이 있는데 '張仲景, 朱肱, 許浚이

으뜸이고 李梴과 龔信이 버금'이라 하였다. 이는 기존 한의학에 정통하지 않고서는 적을 수 없는 내용이다. 공적에 순위를 매길 정도라면 그들의 생각과 의술을 이해하지 않고는 불가능하기 때문이다. 자신의 학문과 지식에 대한 엄청난 자신감에서 나온 서술이다.

李濟馬 선생님은 기존의 五行學說을 충분히 이해하셨지만 인간의 生理, 病理는 五行이 아닌 四端, 즉 四象에 의해서 정해지며 이러한 四端으로 보고 치료하였을 때 五行으로 치료하는 것보다 월등히 효과가 좋다고 보았다. 그래서 五行이 아닌 四象, 四端으로 병을 진단하고 치료하는 四象醫學을 창시한 것이다.

五行과 四象體質의 차이는 어떤 지방과 그 지방의 계절에 비유할 수 있다. 四象體質의 관점이 공간적인 지역, 지방에 해당한다. 남극, 북극, 아프리카와 같이 변하지 않는 하나의 지역에 비유할 수 있다. 한번 남자로 태어난 이상 영원히 여자가 될 수 없듯이 少陽人으로 타고나면 죽을 때까지 少陽人이다. 少陽人이 太陰人으로 변하거나 少陽人이 太陽人이 되거나 하는 일은 존재하지 않는다. 즉, 절대 변하지 않는 성질이다.

이에 반해 五行은 지방의 계절 변화, 즉 봄, 여름, 가을, 겨울의 변화 및 낮과 밤의 변화에 비유할 수 있다. 영원한 낮도 없고 영원한 밤도 없다. 낮이 지나면 밤이 오며 밤이 지나면 낮이 오듯 끊임없이 변하는 법칙이다. 인간에게 이러한 五行의 법칙이 성립하지 않는 것은 아니다. 五行의 법칙 또한 성립되고 적용되지만, 인간에게는 四象의 법칙이 훨씬 중요하며 우선시되는 법칙이다.

정확하다고는 할 수 없으나 이해하기 쉽게 비교하자면 다음과 같다. 예를 들어 남극이라는 지방과 아프리카라는 지방이 있다고 하자. 이러한 지방은 절대 변하지 않는 성질이다. 남극이 북극이 되거나 아프리카가 되지 않는다. 아프리카 또한 갑자기 남극으로 변하지 않고 갑자기 북극처럼 추워지지도 않는다. 하지만 남극에도 봄, 여름, 가을, 겨울이 있고 아프리카에도 봄, 여름, 가을, 겨울이 존재한다. 남극에도 낮과 밤이 있으며 아프리카에도 낮과 밤이 존재한다. 즉, 변하지 않는 지방이라 하더라도 五行의 변화는 있는 것이다. 다시 말해 변화하지 않는 것이 있고 변화하는 것이 있다.

변하지 않는 것이 四象體質이며 변화하는 것이 五行이다. 四象과 五行은 변화하는 것을 중심으로 볼 것이냐, 변하지 않는 것을 중심으로 볼 것이냐의 차이이다. 남극은 너무나 춥기 때문에 여기서 필요한 것은 몸을 따뜻하게 해주는 난로나 따뜻한 옷 등이다. 반대로 아프리카에서는 너무나 덥기 때문에 몸을 식혀주는 얼음이나 에어컨 등이 필요하다. 즉, 이것이 변하지 않는 四象體質이다. 그리고 보통 여름은 더운 계절이라 에어컨 같은 냉방기가 필요하고 겨울은 추운 계절이라 보일러 같은 난방기가 필요하다. 즉, 이것이 五行의 변화다.

그런데 남극에도 여름이 존재하지만, 남극의 여름에 필요한 것이 과연 냉방기이겠는가? 남극에 여름이 왔다고 에어컨과 얼음을 선물하는 것이 과연 맞는 일이겠는가? 남극은 봄, 여름, 가을, 겨울 등 계절의 변화에 상관없이 항상 난방기가 필요한 지방이다. 반대의 예도 마찬가지이다. 더운 지방인 아프리카에도 겨울이 존재한다. 아프리카에 겨울이 왔다고 보일러나 두꺼운 모피옷을 선물할 필요가 있겠는가? 그렇지 않다. 아프리카에서는 봄이 오든 여름이 오든, 겨울이 오든 가을이 오든 상관없이 더위를 식혀주는 물건이 필요하다.

결론을 말하자면, 몸에 열이 많은 少陽人은 여름이 오더라도 삼계탕과 같은 보양식을 먹을 필요가 없다는 것이다. 少陽人이 여름에 삼계탕을 먹는 것은 마치 아프리카에 겨울에 왔다고 난방기를 설치하는 것과 같은 일이다. 마찬가지 이치로, 몸이 찬 少陰人은 여름이든 겨울이든 항상 삼계탕을 먹으면 몸이 따뜻해지면서 양기가 상승하게 된다.

四象體質을 알면 五行의 변화에 따른 순환이 중요하지 않다. 남극인지 아프리카인지가 중요하겠는가, 아니면 여름인지 겨울인지가 중요하겠는가? 四象을 한다는 것은 변하지 않는 그 지방을 보는 것이고, 五行은 그 지방의 계절 변화를 보는 것이다. 그 지방을 알면 굳이 계절의 변화에 신경을 쓸 필요가 없어진다.

>>>>>>>>>>>>>>>>>>>>>>

이 예가 정확한 것은 아니다. 五行과 四象의 가장 큰 차이인 변화와 변화하지 않는 체질의 차이점을 쉽게 설명하기 위해서 예를 든 것이다. 다시 한 번 말하지만 五行이 틀렸기 때문에 그 개념을 四象醫學에 사용하지 않은 것이 아니라는 점이다. 단지 四象을 하면 五行이라는 변화의 개념을 굳이 사용할 필요가 없어지기 때문에 그런 것이다.

기존 靈樞에서도 五行人論이라 하여 體質醫學이 있었다.

> 四象人 辨證論
>
> 靈樞書中 有太少陰陽五行人論而 略得外形 未得臟理
>
> 蓋 太少陰陽人 早有古昔之見而 未盡精究也

남극이나 아프리카 같은 지방 또한 五行으로 분류할 수 있다. 이는 五行 속에 五行이 있기 때문이다. 체질 역시 五行으로도 분류할 수 있다. 하지만 앞서 이야기한 것처럼 臟腑의 이치까지는 연구하지 못하였기에 李濟馬 선생님이 『東醫壽世保元』에서 정밀하게 연구하여 책으로 만든 것이다.

≪≪≪≪≪≪≪≪≪≪≪≪≪≪≪≪≪≪≪

물론 少陰人이나 少陽人, 太陰人, 太陽人은 계절의 영향을 받게 된다. 少陰人에게 몸이 좋아지는 계절이 있고, 나빠지는 계절이 있다. 또 少陽人에게도 몸이 좋아지는 계절이 있고, 나빠지는 계절이 있다. 남극에 겨울이 오면 더 살기가 힘들고 여름이 오면 그나마 살기가 편해지는 것과 같은 이치이다. 반대로 아프리카는 여름이 되면 더 더워지며 겨울이 되면 그나마 덜 더워진다.

하지만 少陽人은 항상 補陰(熱을 식힘)을 해주어야 하고 少陰人은 항상 補陽(熱을 올림)을 해주어야 한다. 四象體質을 알면 五行의 법칙을 인체에 굳이 적용시킬 필요가 없어지는 것이다. 그래서 四象醫學에서는 五行의 변화에 대해 논하지 않은 것이다.

만약 四象體質을 알지 못하는 경우 五行의 법칙을 적용시켜서 생활하더라도 어느 정도 효과를 볼 수는 있을 것이다. 하지만 四象體質을 알고 치료나 양생을 할 때에 비할 바가 못 된다. 여기에 대해서는 본문에서 다시 다루겠다.

五行의 법칙이 틀렸다는 말이 아니다. 五行의 법칙은 자연과 인간에 분명히 적용되는 법칙이다. 봄, 여름, 가을, 겨울이 있듯이 인간은 아침에 일어나고 낮에 활동하고 저녁에 들어가서 쉬고 밤에 잠을 잔다. 밤에 잠을 자면 반드시 일어나게 되어 있다. 이는 모든 사람, 모든 체질에 해당한다. 활동을 하다 보면 다시 들어가서 쉬어야 한다. 인간은 五行의 법칙대로 생활하고 있다.

하지만 李濟馬 선생님은 인체의 生理, 病理에서 이러한 五行의 법칙보다 四象의 四端을 우선시한 것이다. 다시 한 번 말하지만 계절의 변화, 낮밤의 변화보다 변하지 않는 그 지방이 우선인 것이다. 그 지방을 알면 굳이 계절까지 알 필요가 없다.

상생과 상극

四象醫學과 五行의 가장 큰 차이점은 상생과 상극이다.

五行은 木生火, 火生土, 土生金, 金生水, 水生木으로 무한히 반복하며 원을 그린다. 그리고 木剋土, 土剋水, 水剋火, 火剋金, 金剋

木하는 상호 견제 작용으로 원이 계속 돌아갈 수 있게 한다. 이것이 五行의 가장 큰 법칙이다.

하지만 四象의 四端에서는 이러한 순서로 상생, 상극이 일어나지 않는다. 肺와 脾는 상성하고, 肝과 腎은 상생한다. 그리고 상승하는 기운인 上焦는 하행하는 下焦의 기운을 克하게 된다. 반대로 下焦의 하행하는 힘은 上焦의 상승하는 힘을 克하게 된다. 木, 火, 土, 金, 水로 무한 반복 원을 그리는 상생의 법칙이 나오지 않고 같은 기운끼리 상생한다는 법칙만을 언급하였다.

肺는 脾를 도와주고 脾는 肺를 도와준다. 상생하는 것이다. 腎은 肝을 도와주고 肝은 腎을 도와준다. 여기서 腎이 肺를 도와주거나 脾가 肝을 도와주면서 원을 그리며 도는 상생의 법칙은 존재하지 않는다.

이러한 이유는 뒤에 자세히 설명하겠지만 여기서 간단히 말하자면 인간의 형상과 관련이 있다. 인간의 형상은 곧 인간의 氣이다. 形과 氣는 같기 때문이다. 四象醫學에서는 인간의 형상과 기운, 마음이 같다고 본다. 이 법칙이 四象醫學의 가장 핵심 중 하나이다. 四象醫學을 시간과 공간의 측면에서 말하자면 시간보다는 공간을 중요시하는 의학이다. 시간의 변화에는 반드시 五行이 따라오게 된다. 하지만 공간의 측면을 보면 五行의 법칙은 굳이 사용할 필요가 없어진다.

四象體質은 왜 생기는 것일까?

人身之 小天地라 하지만 사실은 인간이 완전한 우주가 아니기 때문에 四象體質이 생긴다. 인간에게는 항상 흠이 존재한다. 인간은 소우주이기도 하지만 우주의 일부분이다. 또한 형상이 다르다. 우주는 원형으로 되어 있지만 인간의 몸은 그렇지 않다.

인간이 우주의 일부분이기 때문에 체질이 존재하게 된다. 모든 동식물과 생물에 우주의 법칙이 그대로 적용되기는 하지만 우주의 일부분이기 때문에 편차가 존재하게 되고, 이 편차가 곧 변하지 않는 체질이다.

이러한 편차는 사회적으로 보았을 때 화합과 능률 측면에서 반드시 필요하고 득이 된다. 그렇지만 각 개체만 볼 때 이러한 편차는 오히려 병이 되고 독이 된다. 四象醫學은 하나의 개체인 인간이 이러한 편차를 克服(성인)하는 방법을 적어놓은 책이다. 여기에 대해서는 다음에 機會가 되면 자세히 설명하도록 하겠다.

기존 한의학의 五臟과 四象醫學의 肺脾肝腎

기존 한의학에서의 肺와 四象醫學에서의 肺는 전혀 다른 개념이다. 기존의 肺脾肝腎의 개념이 틀렸다는 것이 아니지만, 『東醫壽世保元』에서는 肺脾肝腎에 대한 새로운 정의를 내린다. 李濟馬 선생님은 우리의 인체를 다른 기준으로 파악한 것이다. 肺脾肝腎이라는 四端으로 나누어서 인체의 生理와 病理의 편차를 설명하였다. 四端 중 上焦 부위를 肺라 이름 짓고 中上焦 부위를 脾라 이름 짓고 中下焦 부위를 肝이라 이름 짓고 下焦 부위를 腎이라 이름 붙였다. 기존 한의학에서의 肺脾肝腎과 비슷한 면도 있지만 다른 개념이다.

예를 들면 四象醫學에서 肺의 역할은 호흡의 呼散 작용이다. 하지만 기존 한의학에서의 肺는 呼散과 吸氣 작용 모두를 한다. 四象醫學에서의 腎은 하강 작용을 하는 곳인데 기존 한의학의 腎은 하강과 상승 작용이 모두 존재한다(腎의 양기). 이를 혼동해서는 四象醫學을 제대로 이해할 수 없다.

『東醫壽世保元』은 지은이인 李濟馬 선생님의 생각을 이해하여야 하는 학문이다. 지은이의 생각은 무시하고 내가 알고 있는 지식으로 파악하려고 해서는 안 된다. 그렇다고 해서 기존 五臟六腑가 틀렸다는 것은 아니다. 기존 한의학에서 말하는 五臟六腑는 반드시 존재한다. 少陽人, 太陽人에게도 『東醫寶鑑』에 나오는 五臟六腑는 존재한다. 하지만 李濟馬 선생님은 그러한 기준으로 인간을 보지 않았고, 자신만의 독특한 四端의 기준으로 세상을 파악하였다. 세상은 보는 기준에 따라 다르게 보이며, 나아가 아는 만큼 보이게 되어 있다. 알지 못하는 것은 보지 못한다.

脾大腎小한 少陽人 또한 五臟의 병이 모두 존재하게 된다. 이때의 五臟은 『東醫寶鑑』이나 기존 한의학에서의 五臟 또는 四象에서의 肺脾肝腎이 아니다. 다른 체질 또한 마찬가지이다. 하지만 四端

의 肺脾肝腎에서 본다면 腎의 병만이 존재한다. 모든 少陽人의 약은 腎(四端論의 腎) 약이다. 이는 李濟馬 선생님의 저서에서 일관되게 나오는 내용이다.

하지만 少陽人도 신장암, 위암, 폐암, 간암 등에 모두 걸릴 수 있다. 여기서 말하는 胃, 大腸, 肺, 肝은 四端의 肺脾肝腎이 아니라 『東醫寶鑑』이나 여러 기존 한의학 서적에 나오는 肺, 胃, 肝, 腎臟이다. 즉, 기존 한의학에서의 肺脾肝腎과 四端論에서의 肺脾肝腎은 일종의 동음이어로 상당히 다른 개념이다. 실제 임상에서 少陽人 중에 肺, 肝, 胃腸, 腎臟의 병이 모두 걸리는 것을 볼 수 있다. 이는 『東醫寶鑑』이나 기존 한의학에서 말하는 肺, 肝, 胃腸, 腎臟이며 四端論의 肺脾肝腎을 말하는 것이 아니다. 四端에서 少陽人은 오로지 腎의 병만이 있고 모든 少陽人의 치료 처방은 腎을 치료하는 약이다.

이는 저자의 생각이 아니라 『東醫壽世保元』의 내용을 말하는 것이다. 이러한 내용은 性命論, 四端論, 擴充論, 臟腑論을 먼저 이해해야만 이해할 수 있다. 少陰人, 少陽人, 太陰人, 太陽人 편을 이해하기 이전에 반드시 性命論, 四端論, 擴充論, 臟腑論을 공부하여야 하는 이유이다.

四象醫學에서의 肺脾肝腎

四象醫學의 肺脾肝腎과 기존 한의학의 肺脾肝腎은 다른 개념이라고 하였다. 그렇다면 四象醫學에서의 肺脾肝腎은 무엇을 말하는 것일까?

四象醫學에서의 肺脾肝腎은 『東醫壽世保元』에서 새로이 정의 내려진다. 기존 한의학에서의 肺脾肝腎과 다른 것이기 때문이다. 四象醫學의 肺脾肝腎에 대한 정의는 性命論, 四端論, 擴充論, 臟腑論에서 정의된다. 앞에서 四象醫學을 하기 위해서는 性命論, 四端論, 擴充論, 臟腑論을 반드시 먼저 이해해야 한다고 강조했는데 바로 이 때문이다.

少陽人은 脾大腎小한 체질이고, 少陰人은 腎大脾小한 체질이다. 太陽人은 肺大肝小한 체질이고, 太陰人은 肝大肺小한 체질이다. 여기서 말하는 肺脾肝腎이 무엇인지를 반드시 알아야만 體質醫學을 제대로 구사할 수 있고 체질을 제대로 감별할 수 있다.

- 少陽人의 脾가 무엇인지 모르고 어떻게 체질을 알고 少陽人을 제대로 이해할 수 있겠는가?
- 少陰人의 腎이 무엇인지 모르고 어떻게 체질을 알고 少陰人을 제대로 이해할 수 있겠는가?
- 太陽人의 肺가 무엇인지 모르고 어떻게 체질을 알고 太陽人을 제대로 이해할 수 있겠는가?

• 太陰人의 肝이 무엇인지 모르고 어떻게 체질을 알고 太陰人을 제대로 이해할 수 있겠는가?

性命論, 四端論, 擴充論,臟腑論을 제대로 이해하면 四象醫學에서의 肺脾肝腎이 무엇을 의미하는지 알 수 있게 된다. 이제마 선생님이 정의하신 肺脾肝腎이 무엇인지 정확하게 알게 되면, 그 편차로써 정해지는 네 가지 체질을 비로소 제대로 이해할 수 있게 되는 것이다.

性命論, 四端論, 擴充論, 臟腑論을 제대로 이해하지 못하고 四象을 하는 것은 사상누각에 불과하다. 체질을 나누는 기준을 정확하게 이해하지 못하고 어떻게 체질을 구분하겠는가?

四象醫學에서의 肺脾肝腎은 단지 장기의 기능에 따른 肺脾肝腎을 의미하는 것은 아니며, 여러 가지 의미를 동시에 내포하고 있다. 또한 여러 가지 의미를 내포하고 있지만, 사실은 하나로 같은 것이다. 해부학적인 장기로서의 肺脾肝腎을 의미하는 것은 절대 아니다. 실제로 해부학적인 肺脾肝腎과 부위도 일치하지 않으며 기능도 판이하다.

본문에서 자세히 다룰 터이지만 미리 요약해서 말해보자면 기능적인 의미, 氣로서의 의미, 형상적인 의미, 인간의 마음과 행동에 대한 의미를 모두 포괄하는 개념이다. 단지 臟腑의 生理, 病理로서의 의미나 유학적이고 철학적인 의미만을 말하는 것이 아니라 이 모두를 포괄하는 개념이다.

그러한 개념을 어떻게 모두 포괄할 수 있느냐면 四象醫學은 유학적이고 철학적 의미와 기능적인 生理, 病理의 臟이 같은 것이라고 보기 때문이다. 다시 말해 마음의 움직임, 臟腑의 기능과 형상, 氣의 움직임 등이 모두 같기 때문에 한 단어로 정의한 것이다. 이는 우리 역시 알게 모르게 인정하고 있다. 단지 그것을 제대로 깨닫지 못하고 있을 따름이다.

예를 들어 少陽人을 가리킬 때 어떤 식으로 설명하는지를 생각해 보면 된다.

- 少陽人의 형상에 대해 말해준다: 가슴 부위가 발달하고 엉덩이 부위가 약하다.
- 少陽人의 성격에 대해 말해준다: 겉으로 드러내는 것을 좋아하며 잘난 척을 좋아하고 솔직하다. 거짓말을 잘하지 못한다.
- 少陽人의 행동에 대해 말해준다: 少陽人은 민첩하며 산만하다. 행동이 빠르고 事務에 능한 반면, 집안일에 충실하지 못하다.
- 少陽人의 臟腑 生理에 대해 말해준다: 少陽人은 열이 많고 臟腑에 찬 기운이 부족하다. 상기가 잘된다.
- 少陽人의 臟腑 大小에 대해 말해준다: 少陽人은 脾大腎小하다.

少陽人을 설명할 때 형태와 氣, 마음, 행동까지 설명해주고 있다. 사실 이 모든 것은 한 가지로 같은 것이다. 이와 같이 四象醫學에서 肺脾肝腎이라는 것은 形體, 氣와 같은 기존 한의학에서의 이론뿐만이 아니라 마음과 행동에 관련된 유학적인 의미까지 포괄하는 것이다.

여기에 대한 정의가 性命論, 四端論, 擴充論, 臟腑論에서 이루어진다. 四象人 변증을 위해서는 이러한 모든 내용을 알아야 한다.

四象醫學의 치료 목적

四象醫學의 치료 목적을 알기 위해서는 四象醫學에서 말하는 肺脾肝腎의 의미를 정확하게 알아야 한다.

- 少陽人의 치료 목적은 腎을 치료하는 것이며 모든 약은 腎藥이다.
- 少陰人의 치료 목적은 脾를 치료하는 것이며 모든 약은 脾藥이다.
- 太陰人의 치료 목적은 肺를 치료하는 것이며 모든 약은 肺藥이다.
- 太陽人의 치료 목적은 肝을 치료하는 것이며 모든 약은 肝藥이다.

계속 말하지만 여기서 말하는 肺脾肝腎은 기존 한의학의 肺脾肝腎의 개념이 아니다.

그렇다면 少陽人은 죽을 때까지 肺病(기존 한의학에서 말하는 肺)이나 소화기 질환에 걸리지 않는다는 말인가? 그렇지 않다. 실제 임상에서 少陽人의 소화기 질환은 부지기수로 볼 수 있다. 필자도 少陽人이지만 소화기 장애로 많은 고생을 한 적이 있다. 少陽人 처방인 獨活地黃湯의 方解에 보면 치료 목적이 食滯肥滿이라고 되어 있다.

少陽人에게도 기존 한의학에서 말하는 肝脾肺腎의 모든 臟에 해당하는 병이 일어날 수가 있다. 하지만 少陽人은 四象醫學에서 말하는 腎의 병만이 있을 뿐이며 腎을 치료하는 약물로 치료가 가능하다. 그 이유는 기존 한의학에서의 肝脾肺腎과 四象醫學에서의 肝脾肺腎이 다른 개념이기 때문이다.

앞에서도 말했듯이 四象醫學의 肝脾肺腎의 개념은 四象醫學에서 새로이 정의된다. 四象醫學에서의 肺脾肝腎은 臟腑의 기능적인 의미뿐만이 아니라 인간의 마음과 행동적인 의미 또한 포괄한다고 하였다.

- 少陽人에서 腎을 치료한다는 말은 臟腑의 기능적인 면뿐만 아니라 少陽人의 행동, 마음, 겉으로 드러나는 체형까지 모두 포괄하는 개념이다.
- 少陰人에서 脾를 치료한다는 말은 臟腑의 기능적인 면뿐만 아니라 少陰人의 행동, 마음, 겉으로 드러나는 체형까지 모두 포괄하는 개념이다.
- 太陽人에서 肝을 치료한다는 말은 臟腑의 기능적인 면뿐만 아

니라 太陽人의 행동, 마음, 겉으로 드러나는 체형까지 모두 포괄하는 개념이다.

- 太陰人에서 肺를 치료한다는 말은 臟腑의 기능적인 면뿐만 아니라 太陰人의 행동, 마음, 겉으로 드러나는 체형까지 모두 포괄하는 개념이다.

四象醫學에서 肺脾肝腎을 치료한다는 것은 단지 臟腑의 병을 치료하는 것을 의미하지 않는 다. 그 사람의 마음과 행동까지도 치유하는 것이다. 더 크게 나아가서는 마음과 행동에 의해 결정되는 운명에도 영향을 끼칠 수 있는 것이다.

四象醫學의 목적은 여기에 있다. 단지 인간의 건강만을 위한 서적이 아니다. 인간의 마음과 행동, 인간의 운명을 치유할 수 있는 의학이 바로 四象醫學이다.

性命論, 四端論, 擴充論, 臟腑論이 病理에 앞서 나오는 이유가 여기에 있다. 四象醫學에서 肺脾肝腎의 의미를 이해한다면 이 말이 충분히 공감이 갈 것이다. 性命論, 四端論, 擴充論, 臟腑論을 이해하지 못하고 四象醫學을 한다는 것은 四象醫學의 치료 목적을 이해하지 못하고 體質醫學을 한다는 것과 같다.

실제로 임상에서 四象醫學으로 치료를 하면 주소증에 해당하는 증상이 호전됨은 물론 그 사람의 마음과 행동이 어느 정도 변하는 것을 관찰할 수 있다. 예를 들면 다음과 같은 경우이다.

- 少陽人은 치료 전보다 차분해지며 화를 잘 참을 수 있게 된다.
- 太陰人은 욕심으로 인한 스트레스가 감소하며 잡다한 생각이 많이 줄어든다는 표현을 한다. 행동 또한 부지런해진다.
- 少陰人은 자신의 감정에 어느 정도 솔직해지며 여러 스트레스가 감소하며 대인관계 또한 좀 더 좋아진다.
- 太陽人은 크게 화내는 일이 줄어들며 좀 더 자신의 실속을 차리게 된다.

몸과 마음을 같이 치유하는 의학이 바로 四象醫學이다. 나아가 몸과 마음에 의해 결정되는 운명을 치유할 수 있는 의학이 바로 四象醫學이다.

세상은 관점에 따라서 전혀 다르게 보인다. 대부분의 사람은 그것을 깨닫지 못하고 자신의 관점이 세상의 모든 것이라고 착각하며 살아간다.

이 부분은 四象醫學과 직접적으로 관련이 있는 말은 아니지만 四象醫學을 이해하고 한의학을 이해하는 데 많은 도움이 될 것이라 생각하여 적어본다. 어떻게 보면 이 부분이 四象醫學을 이해하는 데 가장 중요한 부분이라고도 할 수 있다.

한의사와 양방의사는 병을 보는 관점에서 상당한 차이가 있다. 그뿐 아니라 한의사들 사이에서도 상당한 차이가 존재한다. 『東醫寶

鑑』 처방을 잘 쓰는 한의사가 있는 반면 傷寒方을 쓰는 한의사도 있고 四象 처방을 쓰는 한의사도 있다. 같은 환자를 보고 진맥하고 진단하더라도 한의사마다 다른 처방을 사용하게 된다. 양방의사 또한 마찬가지이다. 같은 환자를 보더라도 의사마다 병의 원인이나 병명, 처방이 다르게 나올 수도 있다. 특히 한방과 양방에서는 병의 원인이나 병명을 다르게 보는 경우가 많다. 그렇다면 같은 환자에 대해 의사마다 다른 처방을 사용할 수 있다는 얘긴데 한 명만 맞고 나머지는 틀린 것일까? 특히 한방과 양방에서는 같은 환자에 대해 전혀 다른 병명을 붙이고 전혀 다른 치료 방법을 사용하는 일이 많은데, 둘 중 하나는 맞고 하나는 틀린 것일까?

나는 그렇게 생각하지 않는다. 관점에 따라 세상의 전혀 다른 모습을 보게 되기 때문이다. 쉽게 예를 들면 갑이라는 사람이 있고 이 사람에 대해 A, B, C라는 세 사람이 판단하기로 했다고 하자. 이 세 사람은 갑이라는 사람에 대해 똑같은 판단을 내릴 수 있을까? 그렇지 않다. 세 명 모두 다른 측면에서 그 사람을 파악하고 이야기하기가 더 쉬울 것이다. "키가 작고 못생겼다."고 할 수 있고, "착한 사람이다."라고 말하는 사람이 있을 수 있고 "皮膚가 좋다."라고 말하는 사람이 있을 수 있다. 같은 사물이나 사람을 보고도 사람들은 저마다 다른 말을 하게 된다. 사람들은 무수히 많은 정보 중에서 자신이 보고 싶거나 관심을 가지거나 알고 있는 사실만을 파악하기 때문이다.

사실 갑이라는 사람은 엄청나게 많은 정보를 가지고 있다. 나이,

키, 몸무게, 皮膚 상태, 발가락 크기, 손금 모양, 코 모양, 귀 모양, 얼굴 크기 등 수억, 수십억의 정보를 가지고 있다. 그런데 우리 인간은 이러한 수십억 가지의 정보를 동시에 파악할 수가 없다. 만약 우리 뇌가 이러한 정보를 동시에 파악하려고 한다면 아마도 과부하가 걸려 아무것도 할 수 없을 것이다. 이는 엄청난 氣의 낭비이다.

그렇기 때문에 우리 뇌는 특징적인 몇 가지만을 파악하고, 그것을 중심에 두고 듣고 보고 냄새 맡고 맛보게 된다. 우리는 흔히 어떤 사람에 대해 잘 안다고 생각하지만 사실 그렇지 않다. 우리는 그 사람의 수십억 가지, 수백억 가지 정보 중에서 몇백, 몇천 가지만을 파악하고 있을 뿐이다. 그런데 문제는 그러고도 대상에 대해 모두 파악하고 있다고 착각을 한다는 것이다. 심지어 그 대상의 다른 모습을 보는 사람을 이해하지 못하거나 틀렸다고 한다는 것이다.

양방과 한방, 심지어는 한방 안에서도 이러한 오류가 늘 일어난다. 특히 양방과 한방은 사람이나 사물을 보는 관점이 판이하다. 전혀 다른 기준으로 사람을 보고 판단하게 된다. 그런데 방금 말했듯이 이들 각자는 인간이 가지고 있는 수십억 가지 정보 중에서 일부만을 볼 뿐이다. 그런데도 전체를 보고 있다고 서로 착각을 한다.

양방의 기준으로 볼 수 있는 것이 있고 볼 수 없는 것이 있으며, 한방의 기준으로 볼 수 있는 것이 있고 볼 수 없는 것이 있다. 무엇이 옳고 무엇이 틀렸다고 할 수 없는 것이다. 대상의 서로 다른 부분을 보고 각각 판단하기 때문이다.

李濟馬 선생님은 인간의 병을 CT나 MRI로 보지 않았다. 호르몬

이나 혈액형 등등으로 사람을 파악하지 않았다. 오링 테스트로 구분하지도 않았다. 四象體質이라는 관점으로 사람을 보고 병을 파악하였다. CT나 MRI, 혈액형을 그는 알지 못하였다. 그렇다면 李濟馬 선생님은 인간을 제대로 파악하지 못한 것일까? 반대로 CT나 MRI, 혈액형을 사용하는 의사들은 체질을 전혀 보지 않고 병을 치료한다. 체질을 보지 못한다고 해서 그러한 의료가 틀린 것일까?

그렇지 않다. CT나 MRI, 혈액형으로 파악할 수 있는 정보가 있고 四象體質로 파악할 수 있는 정보가 있는 것이다. 같은 사람을 보고 파악하는 방법이 다를 뿐이다. 즉, 많은 정보 중 다른 것을 보고 있을 뿐이다. CT나 MRI, 혈액형으로 볼 수 있는 부분이 있고 보지 못하는 부분이 있다. 四象體質로 볼 수 있는 부분이 있고 볼 수 없는 부분이 있다. 四象醫學으로 판단하고 볼 수 있는 정보를 CT나 MRI로 파악할 수 없는 경우가 있고, 반대로 CT나 MRI로 파악할 수 있는 정보를 四象醫學的 관점으로는 못 볼 수 있다. 즉, 한 인간이 가지고 있는 수천억 가지 정보 중에서 혈액형, 호르몬 검사 등으로 파악할 수 있는 정보가 있으며 파악하지 못하는 정보가 있는 것이다.

서로가 보는 관점이 다르다고 해서 하나의 관점만 맞고 다른 관점은 틀렸다고 할 수는 없는 것이다. 갑이라는 사람에 대해 세 사람이 판단하는 상황을 가정한 예로 돌아가 보자. 세 사람 중 A는 갑이 몸무게가 많이 나가고 키가 작은 것 같다라고 하고, B는 갑이 솔직하고 외향적인 사람인 것 같다라고 판단한다면 A와 B 중 한 명은 맞고 한 명은 틀린 것일까? 그렇지 않다. 둘 다 맞다. A의 관점으로 보지 못한 것을 B의 관점으로 보았고 B의 관점으로 보지 못한 것을 A의 관점으로 파악한 것이다.

양방의사들이 범하기 쉬운 가장 큰 오류가 바로 이것이다. 양방의사들은 서양의학적인 관점으로만 인간을 파악한다. CT, MRI, 내시경, 혈액형, 세포, 바이러스 등등. 물론 이러한 관점은 기존의 한의학이 보지 못하던 것을 보게 해주었다. 그리고 수많은 인간에 대한 정보와 병에 대한 정보를 알게 해주었다. 하지만 더 많은 정보를 알게 되었다고 하더라도 인간의 모든 정보를 파악한 것은 아니다. 인간이 가지고 있는 수많은 정보 중에서 일부만을 파악했을 뿐이라는 점에서는 다를 바가 없다. 일부만을 파악하고 모든 것을 파악하였다고 착각한다면 인간과 병의 다른 면을 볼 수 없을 것이다.

만약 다른 관점으로 볼 때 그 사람의 다른 정보를 파악할 수 있다는 사실을 이해한다면 인간과 병을 이해하는 데 더 많은 도움을 받을 것이다. 그렇지 못하고 다른 관점으로 보는 면을 단지 내가 보는 관점과 다르다고 하여 배척한다면 앞으로 나아가지 못할 것이다.

한의학은 인간을 파악할 때 양방과는 전혀 다른 방법으로 한다. 陰陽五行이나 관상, 四象醫學이 바로 대표적인 것들이다. 전혀 다른 방법으로 인간을 보면 평소 보지 못하던 전혀 다른 면을 알 수 있게 된다.

다시 예를 들어보자. 남자 A와 B가 있고 여자 C가 있는데, 여자 C는 예쁘지만 성격이 좋지 못하다고 하자. 여자를 볼 때 남자 A는 외모를 중시하고, 남자 B는 외모는 보지 않고 직업이나 마음을 중시

한다. 그러면 남자 A는 C가 좋은 여자라고 말할 것이고, 남자 B는 좋지 않다고 평가할 것이다. 남자 A는 외모를 중시하기 때문에 여자 C의 외모를 잘 볼 수 있었고, 남자 B는 성격이나 마음을 중요시하기 때문에 여자 C의 마음을 잘 볼 수 있었다. C라는 한 여자를 두고 A와 B가 전혀 다른 판단을 내렸지만 둘 중에 누가 맞고 틀리다고 말할 수가 없다.

그런데 만약 A가 B는 정말 이해할 수 없는 사람이며 B의 생각이 틀렸다고 한다면 어떻게 될까? A는 C가 어떤 마음을 가진 여자인지에 대해 알지 못하며 B가 그 점을 봤다는 것도 이해하지 못한 것이다. A는 B가 같은 여자에 대해 자신과 다른 판단을 내리더라도 B의 의견을 존중해주어야 한다. 왜냐하면 다른 관점에서 자신이 보지 못한 면을 본 것이기 때문이다. 자신이 보지 못한 면을 보고 말했다고 해서 틀린 것이 아니라는 것이다. A는 단지 C의 수십억 가지 정보 중에서 몇 가지만을 가지고 판단한 것이다. 자신이 보지 못한 다른 수많은 정보는 다른 관점으로 볼 때 더 잘 파악할 수도 있다.

양방에서는 한방을 이해하지 못한다. 자신의 척도로 한방을 판단하기 때문이다. 양방의 관점에서 보이는 면이 인간의 모든 면이 아니며, 단지 일부일 뿐이다. 이는 당연히 한방도 마찬가지이다. 陰陽五行이나 四象醫學으로 인간을 파악했을 때 볼 수 있는 면이 있고 볼 수 없는 면이 있다. CT, MRI에서 볼 수 있는 정보를 陰陽五行이나 四象醫學으로는 정확하게 알 수가 없다. 하지만 그렇다고 해서 인간을 제대로 파악하지 못하는 것은 아니다. 양방과 한방 모두 서로의 관점으로 같은 대상의 다른 면을 보고 있을 뿐이다. 어느 것이 옳다거나 나쁘다고 할 수 없다. 단지 서로의 관점을 이해해주어야 한다는 것이다. 내가 보는 것이 모두가 아니라 수많은 정보의 일부분일 뿐이라는 점, 그리고 다른 관점으로 보면 나의 관점으로 보이지 않는 정보를 파악할 수 있다는 것을 인정하여야 한다.

1. 性命論

性命非他 知行也(性命論은 知行論이다).

인간의 운명에 대하여 적어놓은 글이다(命者 命數也).

『東醫壽世保元』은 의학서 중 하나이다. 그런데 의학서에 왜 운명에 대한 글이 나오는 것일까? 앞으로 臟腑論까지 공부를 마치면 느낄 수 있겠지만 인간의 운명과 인간의 몸, 마음이 밀접한 관련이 있기 때문이다. 건강은 운명의 한 부분으로, 운명이란 건강을 포괄하는 개념이다. 인간의 병을 더욱 자세히 알기 위해서는 반드시 인간의 운명을 정하는 것이 무엇인지를 알아야 한다.

性命論은 인간의 운명을 정하는 것이 무엇인지에 대하여 적어놓은 글이다. 인간의 운명은 인간의 生理, 病理를 포괄하므로 生理, 病理를 알기 이전에 반드시 알아야 하는 내용인 것이다.

李濟馬 선생님은 위대한 의학가이면서 동시에 위대한 철학가이

다. 둘을 모두 갖추었기에 더욱 위대한 의학자이자 철학자가 된 것이다. 왜냐하면 이 둘은 끝에 가면 통하기 때문이다.

인간의 운명을 정하는 것에는 무엇이 있는지 알아보자.

> 天機有四 一曰 地方 二曰 人倫 三曰 世會 四曰 天時
>
> 人事有四 一曰 居處 二曰 黨與 三曰 交遇 四曰 事務
>
> 耳聽天時 目視世會 鼻嗅人倫 口味地方
>
> 天時 極蕩也 世會 極大也 人倫 極廣也 地方 極邈也

천기에는 네 가지가 있는데 첫 번째 지방, 두 번째 인륜, 세 번째 세회, 네 번째 천시가 있다.

인사에는 네 가지가 있는데 첫 번째 거처, 두 번째 당여, 세 번째 교우, 네 번째 사무가 있다.

귀로 천시를 듣고 눈으로 세회를 보며 코로 냄새를 맡고 입으로 지방을 맛본다.

천시는 극히 넓으며 세회는 극히 크고 인륜은 극히 넓으며 지방은 극히 멀다.

四象醫學의 性命論, 四端論, 擴充論, 臟腑論은 인체와 심리를 정확하게 파악한 글이다. 앞의 내용은 형이상학적이고 난해해 보이지만 알고 보면 정말 당연한 말이고 인간의 몸과 마음, 행동을 가장 정확하게 묘사한 것들이다. 인간이 어떠한 형태로 주위 환경을 파악하고 반응하며 살아가는지, 그때 臟腑가 어떠한 식으로 반응하는지를 적어놓은 글이다.

그렇다면 이제마 선생님은 性命論, 四端論, 擴充論, 臟腑論을 통해 어떠한 식으로 인간을 파악했을까? 지금부터 살펴보도록 하자.

天時, 世會, 人倫, 地方의 공통점은 모두 우리를 둘러싼 환경이라는 점이다. 그리고 事務, 交遇, 黨與, 居處는 모두 우리의 행동들이다. 耳目鼻口로 주위 환경인 天時, 世會, 人倫, 地方을 듣고 보고 냄새 맡고 맛보는 것이다. 그런 행동을 통해 우리는 주위의 정보를 파악하고 거기에 대한 반응을 한다.

실제로 우리의 耳目鼻口가 하는 가장 중요한 역할은 주위 환경을 듣고 보고 냄새 맡고 맛보면서 파악하는 것이다. 이것이 知이다. 귀는 듣기 위해 존재하고 눈은 보기 위해 존재하며 코는 냄새 맡기 위해 존재하고 입은 맛보고 말하기 위해서 존재한다.

주위 환경을 天時, 世會, 人倫, 地方으로 나누어서 말하였다. 이러한 주위를 둘러싼 환경은 당연히 極蕩하며 極大하며 極廣하며 極邈하다. 극히 크고 넓고 멀며 아득하다. 우리 주위 환경이 얼마나 거대하며 광대한가?

이러한 耳目鼻口의 쓰임이 知에 해당한다. 우리가 알기(知) 위해서는 주위 환경을 듣고 보고 냄새 맡고 맛보면서 배워야 한다. 즉, 耳目鼻口로 주위의 天時, 世會, 人倫, 地方을 知하게 되는 것이다. 여기서 聽, 視, 嗅, 味는 실제로 우리가 생활하면서 듣고 보고 냄새 맡고 맛보는 것을 말한다. 이에 대해서는 擴充論에서 더욱 구체적으로 설명된다.

지방, 人倫, 世會, 天時는 공간적으로 보았을 때 아래에서 위로 점점 올라가는 형국이다. 世會를 빼고 보면 우리가 많이 들어왔던 天人地가 된다. 사람 위에 하늘이 있고 사람 밑에 땅이 있으니 인간은 하늘과 땅 중간에 있게 된다. 그중 世會는 공간적으로 보았을 때 하늘과 사람 중간이다. 즉, 공간적으로 아래에서부터 위로 주위의 환경을 적어놓은 것이다. 앞서 얘기했다시피 四象醫學은 변화하는 시간적 개념보다는 변화하지 않는 공간적 개념을 더욱더 중시하였다.

가장 위에 있는 天時(가장 輕淸한 기운)는 輕淸한 기운이 모이는 耳가 파악하고, 다음에 있는 世會(浮動한 기운)는 그 밑에 있는 눈이, 世會 밑에 있는 人倫(沈靜한 기운)은 눈 밑에 위치하는 코가, 人倫 밑에 있는 지방(重濁의 기운)은 가장 밑에 있는 입이 파악한다는 것이다.

뒤에 설명되는 내용을 참고하여 부연하자면, 耳와 目은 陽의 臟인 肺와 脾에 속하며 口와 鼻는 陰의 臟인 肝과 腎에 속하게 된다. 天時와 世會는 陽의 기운을 가지고 있는 곳이며 人倫과 지방은 陰의 속성을 가지기 때문에 天時와 世會는 耳와 目에서 파악되며 人倫과 지방은 鼻와 口에서 파악된다.

臟腑論에 나와 있는 바를 참고하여 유형과 무형의 형태로 耳目鼻口의 쓰임을 살펴보면, 目과 口는 脾와 腎에 해당하며 脾와 腎은 有形之物인 水穀의 출입과 관련된다. 그러므로 눈은 유형의 물질을 보고 입은 유형의 물질을 먹게 된다. 耳와 鼻는 肺와 肝에 해당하며

肺와 肝은 無形之物인 氣液의 출입과 관련된다. 그러므로 耳는 무형의 소리를 들으며 鼻는 무형의 냄새를 맡게 된다.

肺達事務 脾合交遇 肝立黨與 腎定居處
事務 克修也 交遇 克成也 黨與 克整也 居處 克治也

폐는 사무에 통달한다.
비는 교우를 맺게 한다.
간은 당여를 확고히 한다.
신은 거처를 정한다.

사무는 극히 다스려져야 한다.
교우는 극히 이루어야 한다.
당여는 극히 가지런하여야 한다.
거처는 극히 잘 다스려져야 한다.

여기서 말하는 肺脾肝腎은 『東醫寶鑑』이나 기존 한의학에서의 五臟에 나오는 肺脾肝腎과는 다른 개념이다. 어떻게 보면 동음이어라고 할 수 있다. 四象醫學에서는 肺脾肝腎에 대하여 다시 새로운 정의를 내린다. 바로 肺達事務 脾合交遇 肝立黨與 腎定居處가 肺脾肝腎에 대해 새로이 정의를 내린 일부분이다. 李濟馬 선생님이 『東醫壽世保元』에서 말하는 肺脾肝腎은 기존 한의학자들이 사용하는 肺脾肝腎과는 다른 것이다. 이를 이해하기 위해서는 기존에 알고 있던 肺脾肝腎에 대한 개념을 버리고 李濟馬 선생님이 새로이 제시하신 肺脾肝腎 개념을 받아들여야 한다.

기존『黃帝內經』이나『東醫寶鑑』등을 공부하다 四象醫學을 하게 됐을 때 가장 범하기 쉬운 오류도 이것이다. 四象醫學에서 나오는 肺脾肝腎과 기존 한의학에서의 肺脾肝腎을 비슷한 개념으로 보는 것이다. 그래서 或者들은『東醫寶鑑』에서의 肺虛症을 太陰人의 병증에 끼워 넣는 등의 오류를 범하기도 한다.

물론 기존 한의학에서의 肺脾肝腎과 四象醫學에서의 肺脾肝腎이 어느 정도 일치하는 부분도 있다. 그렇지만 四象醫學에서의 肺脾肝腎을 이해하기 위해서는 기존 우리가 알고 있던 肺脾肝腎에 대한 개념을 머릿속에서 지워야 한다. 어느 정도 일치하는 부분이 있는 이유는『東醫壽世保元』에서 肺脾肝腎이란 이름을 四端에 맞춰서 지을 때 전혀 엉뚱한 개념의 단어를 사용하지는 않았을 것이기 때문이다. 예를 들어 上焦에 해당하는 부위는 기존에 있던 개념 중에서 肺라는 단어와 가장 비슷하기 때문에 그렇게 이름을 붙인 것이다. 가장 비슷한 개념이라 그렇게 이름을 붙인 것이지 기존의 肺脾肝腎과 같은 개념은 절대 아니다. 四象醫學을 하면 그 개념의 차이를 확실히 느낄 수 있다.

肺脾肝腎에는 事務, 交遇, 黨與, 居處가 있는데 모두 우리가 사회생활을 하면서 행하는 내용들이다. 天時, 世會, 人倫, 地方과 다른 점은 天時, 世會, 人倫, 地方이 수동적인 주위 환경이라면 事務, 交遇, 黨與, 居處는 우리가 행하는 능동적인 것들이다. 즉, 우리의 신체를 움직이면서 능동적으로 행동하는 것들이다.

事務, 交遇, 黨與, 居處의 차이를 말한다면 事務가 가장 넓고 크며, 交遇는 그 다음, 黨與는 그 다음, 居處는 그 다음이 된다. 즉, 사회생활에서 가장 넓은 것에서부터 가장 좁은 것 순으로 配置되어 있다. 陰陽으로 볼 때 四象醫學에서는 肺와 脾가 양적인 臟이고 肝과 腎이 음적인 臟이기 때문에 이렇게 配置한 것이다.

양적인 경향인 肺와 脾는 事務, 交遇와 같은 바깥 생활이고 음적인 경향인 肝과 腎은 黨與, 居處와 같은 집안일이나 자기들끼리 무리 짓는 것과 관련이 있다. 무리를 짓는다는 것 자체가 음적인 성향이다. 事務, 交遇, 黨與, 居處는 서로 반대 관계를 이루게 되는데 이는 뒤에 구체적으로 다룰 것이다.

頷有籌策 臆有經綸 臍有行檢 腹有度量

籌策 不可驕也 經綸 不可矜也 行檢 不可伐也 度量 不可夸也

頭有識見 肩有威儀 腰有材幹 臀有方略

識見 必無奪也 威儀 必無侈也 材幹 必無懶也 方略 必無竊也

턱에는 주책이 있다. 가슴에는 경륜이 있다. 배꼽에는 행검이 있다. 배에는 도량이 있다.

주책은 교만하지 않아야 한다. 경륜은 뽐내지 말아야 한다. 행검은 빼기지 말아야 한다. 도량은 자랑하지 말아야 한다.

머리에는 식견이 있다. 어깨에는 위의가 있다. 허리에는 재간이 있다. 엉덩이에는 방략이 있다.

식견은 뺏기는 마음이 반드시 없어야 한다. 위의는 사치함이 반드시 없어야 한다. 재간은 반드시 나태함이 없어야 한다. 방략은 도둑질함이 반드시 없어야 한다.

여기 나오는 頷臆臍腹과 頭肩腰臀은 몸에 해당하는 부위로 실제적으로 우리 인간이 행동하는 부분에 해당한다고 볼 수 있다. 知와 行, 즉 알고 행한다이다. 頷臆臍腹은 모두 인체의 앞부분에 있고 頭肩腰臀은 모두 인체의 뒷부분에 있다.

四象醫學에서의 인간관은 나를 둘러싼 주위 환경을 耳目鼻口로 받아들여 알게 되고, 그렇게 사실을 바탕으로 내가 감정을 드러내면서 행동을 취하는 것으로 파악하고 있다. 그 순서를 본다면 인체의 앞면으로 받아들이고 인체의 뒷면으로 행동을 취하게 된다. 맨 처음이 耳目鼻口이고, 그 다음이 頷臆臍腹이며, 그 다음이 頭肩腰臀이고, 마지막이 肺脾肝腎의 事務, 交遇, 黨與, 居處이다. 肺脾肝腎은 사고의 마지막 단계라고는 할 수 없지만 頭肩腰臀이나 頷臆臍腹을 모두 포괄하는 개념이라고도 할 수 있다. 肺脾肝腎에 이르면 事務, 交遇, 黨與, 居處와 같이 실제적으로 사회생활과 관련된 행동이 나온다.

驕矜伐夸와 奪侈懶竊의 차이점이 중요하다. 驕矜伐夸는 모두 빼기는 마음을 가리킨다. 즉, 행동이라기보다는 마음 쪽에 가깝다. 知와 行 중에서 知와 관련이 있다. 그에 반해 奪侈懶竊은 모두 행동에 관련된 단어들이다. 빼앗기고 훔치고 사치하고 나태하고 등 모두 행동과 관련되어 있다. 知와 行 중에서 行에 해당한다 하겠다.

>>>>>>>>>>>>>>>>>>>>>>

■ 驕矜伐夸에 대하여

무엇인가를 배우거나 알 때 가장 주의하여야 하는 것이 바로 驕矜伐夸, 즉 자만심이다. 자만심이 생기는 순간부터는 더 배우거나 알기가 힘들어진다. 자만심이란 내가 모든 것을 알고 있다고 하는 마음이다. 그러니 무엇을 더 받아들일 수 있겠는가? 만약 공부를 하다가 자만하는 마음이 든다면 그때부터는 더 이상 발전하기가 어려워진다. 자신이 최고이고 배울 것이 없다고 생각하는데 어떤 말이 귀에 들어오겠는가? 자랑을 한다거나 뻐기는 것 또한 마찬가지이다. 자랑을 한다는 것은 자만심에 빠졌다는 것이다. 잘난 척하는 사람은 다른 사람에게서 배우고자 하는 마음이 잘 생기지 않는다. 내가 가장 잘났는데 다른 사람의 말에 귀를 귀울이고 그 사람에게 지식을 얻으려고 하겠는가? 耳目鼻口로 주위의 정보를 받아들이거나 배울 때 가장 조심하여야 할 점이 바로 자만심, 교만한 마음, 뻐기는 마음인 것이다. 예를 들어 잔에 물이 가득 차면 더는 물을 따를 수 없다. 남이 물을 따른다고 하더라도 흘러 넘쳐서 물의 양은 더 이상 늘지 않는다.

<<<<<<<<<<<<<<<<<<<<<<

必無奪也에서 奪은 '빼앗을 奪'로 해석하면 안 되고 '잃다, 없어지다'로 해석하여야 한다. 識見의 頷은 肺에 해당하는 부위이다. 肺는 뒤에 나오겠지만 呼散之氣에 해당하며 밖으로 내뿜는 기운을 의미한다. 이러한 기운이 과하고 나쁘게 나타나는 것이 奪인데 빼앗는다는 것은 이치에 맞지 않다. 빼앗는다는 것은 呼散의 기운과 반대이므로 吸收之氣인 肝의 기운과 오히려 상통하게 된다. 이것은 전체적인 肺의 生理, 病理와 일치하지 않다. 呼散之氣는 陽의 기운이기 때문에 이익을 뺏긴다고 해석하는 것이 맞다.

실제로 太陽人은 안으로 모으는 성격보다 밖으로 내보내는 성격이 강하기 때문에 사회생활을 할 때 많은 손해를 보게 된다. 太陰人처럼 자기 실속을 차리지 못할 뿐 아니라 자기 실속을 계산적으로 차리는 것을 오히려 싫어하기 때문에 여러 가지 병이 생긴다. 즉, 太陽人은 손해 보는 것을 좋아하여 이것이 과하면 탈이 생기는 것이다.

奪侈懶竊이 모두 각 肺脾肝腎의 나쁜 기운이기 때문에 奪을 빼앗는다로 해석하는 경우가 많은데 그렇지 않다. 일반적으로 이익을 뺏기는 것을 나쁘게 보지 않고 이익을 빼앗아 오는 것을 나쁘게 보는데 太陽人에게 肺의 기운이 강할 때는 그렇지 않다. 잃어버리고 손해를 보려는 마음이 오히려 太陽人에게는 독이 된다. 사회생활을 할 때 이런 사람을 보기란 흔하지 않은데, 그래서 太陽人의 숫자는 아마도 1만 명 중에 두세 명에 지나지 않나 싶다.

太陽人들은 呼散의 기운이 강하기 때문에 奪의 마음이 있고, 少

陽人은 升하는 기운이 많기 때문에 侈하는 기운이 있다. 太陰人은 吸收之氣가 강하기 때문에 나태해지기 쉽고, 少陰人은 降하는 기운이 많기 때문에 竊하기 쉬워진다. 각각의 체질마다 이러한 나쁜 마음과 행동이 숨어 있다.

뒤에 나오겠지만 奪侈懶竊은 情과 관련된다. 그렇기 때문에 奪과 竊이 반대 개념이 되고 侈와 懶가 서로 반대 개념이 된다. 이것은 擴充論까지 익히고 나면 이해할 수 있을 것이다.

이와 같이 四象醫學은 위대한 심리, 행동 서적이다. 인간의 행동과 심리를 정확하게 파악하고 서술한 책인 것이다. 종종 형이상학적이고 지나치게 난해하다고 생각하게 되는 이유는『東醫壽世保元』을 제대로 이해하지 못해서 그런 것이다. 실제 우리의 생활과 정확하게 일치하는 내용들이다.

耳目鼻口 觀於天也 肺脾肝腎 立於人也 頷臆臍腹 行其知也 頭肩腰臀 行其行也

이목비구는 하늘을 관찰한다. 폐비간신은 사람에서 우뚝 선다. 함억제복은 앎을 행한다. 두견요둔은 행함을 행한다.

이 부분은 앞에서 설명하였다. 耳目鼻口는 天(환경)을 관찰하고 정보를 얻는다. 肺脾肝腎은 事務, 交遇, 黨與, 居處를 행하는데 이러한 행동은 인간들 사이에서 행하는 것들이다. 頷臆臍腹과 頭肩腰

臀은 모두 인체의 몸에 해당하기 때문에 행동과 관련이 있다. 그중 앞부분인 頷臆臍腹은 耳目鼻口의 知와 관련이 있고 인체의 뒷부분에 있는 頭肩腰臀은 行과 더욱더 관련이 있다.

天時 大同也 事務 各立也
世會 大同也 交遇 各立也
人倫 大同也 黨與 各立也
地方 大同也 居處 各立也

천시는 크게 같다. 사무는 각기 따로 선다.
세회는 크게 같다. 교우는 각기 따로 선다.
인륜은 크게 같다. 당여는 각기 따로 선다.
지방은 크게 같다. 거처는 각기 따로 선다.

籌策 博通也 識見 獨行也
經綸 博通也 威儀 獨行也
行檢 博通也 材幹 獨行也
度量 博通也 方略 獨行也

주책은 널리 통한다. 식견은 홀로 행한다.
경륜은 널리 통한다. 위의는 홀로 행한다.
행검은 널리 통한다. 재간은 홀로 행한다.
도량은 널리 통한다. 방략은 홀로 행한다.

大同者 天也 各立者 人也
博通者 性也 獨行者 命也

크게 같은 것은 하늘이다. 각기 따로 서는 것은 사람이다.
널리 통하는 것은 성이다. 홀로 행하는 것은 명이다.

天時, 世會, 人倫, 地方은 모두 같다. 왜냐하면 주위를 둘러싼 천지, 자연의 환경은 모든 사람이 같기 때문이다. 대기업 회장이나 서울역에서 노숙하는 분이나 모두 같은 하늘, 같은 땅 위에 있다.

事務, 交遇, 黨與, 居處는 각각 서게 되는데 모두 사람이 사회생활에서 행하는 것들이다. 이는 제각각 다르다. 대기업 회장이 하는 事務와 交遇가 서울역에서 노숙하는 분들의 事務와 交遇는 다르기 때문이다. 모든 사람이 각각 다르다. 즉, 各立한다.

籌策, 經綸, 行檢, 度量은 널리 통하는데 籌策, 經綸, 行檢, 度量은 知에 해당한다. 모든 知는 널리 통하게 되어 있다.

모든 책에 있는 지식이나 사실은 널리 통하지 않는 것이 없다. 識見, 威儀, 材幹, 方略은 行에 해당하며 行은 당연히 獨行하게 된다. 行은 내가 행하는 것이지 다른 사람이 行해주는 것이 아니다. 그러므로 당연히 獨行한다.

大同은 주위 환경이다. 환경은 天이고 各立하는 것은 당연히 人이며 知가 性이며 行이 命이다. 이는 性命論 뒷부분에서 다시 이유가 설명된다. 知와 行이 인간 행동의 근본 원리이다. 알고 행한다.

이것은 당연한 우리 인간 행동의 법칙이다.

이러한 知行이 바로 『東醫壽世保元』의 첫 장인 性命論이다. 性命論이란 인간 운명의 근본 원리를 알기 쉽게 적어놓은 것이다. 현실 세계의 인간을 정확하게 관찰하고 파악한 결과인 것이다. 모든 것은 깨닫거나 알고 보면 간단한 원리로 돌아간다. 우리 인간의 운명 또한 마찬가지이다. 한마디로 말하자면 知行인 것이고 性命인 것이다.

耳好善聲 目好善色 鼻好善臭 口好善味
善聲 順耳也 善色 順目也 善臭 順鼻也 善味 順口也
肺惡惡聲 脾惡惡色 肝惡惡臭 腎惡惡味
惡聲 逆肺也 惡色 逆脾也 惡臭 逆肝也 惡味 逆腎也

귀는 선한 소리를 좋아한다. 눈은 선한 색을 좋아한다. 코는 선한 냄새를 좋아한다. 입은 선한 맛을 좋아한다.

선한 소리는 귀에 순한다. 선한 색은 눈에 순한다. 선한 냄새는 코에 순한다. 선한 맛은 입에 순한다.

폐는 나쁜 소리를 싫어한다. 비는 나쁜 색을 싫어한다. 간은 나쁜 냄새를 싫어한다. 신은 나쁜 맛을 싫어한다.

나쁜 소리는 폐에 거스른다. 나쁜 색은 비에 거스른다. 나쁜 냄새는 간에 거스른다. 나쁜 맛은 신에 거스른다.

좋은 것을 좋아하고 나쁜 것을 나빠하는 것은 모든 인간에게 공통적으로 나타나는 기본 심리이자 법칙이다. 性命論 뒤에 보면 여기에 대해서 구체적인 예를 들어준다. 그 문장에서 자세히 설명하도록 하겠다.

頷有驕心 臆有矜心 臍有伐心 腹有夸心

驕心 驕意也 矜心 矜慮也 伐心 伐操也 夸心 夸志也

頭有擅心 肩有侈心 腰有懶心 臀有慾心

擅心 奪利也 侈心 自尊也 懶心 自卑也 慾心 竊物也

턱에는 교심이 있다. 가슴에는 긍심이 있다. 배꼽에는 벌심이 있다. 배에는 과심이 있다.

교심은 교만한 마음이다. 긍심은 뻐기는 생각이다. 벌심은 뽐내는 지조이다. 과심은 자랑하는 뜻이다.

머리에는 제멋대로 하는 마음이 있다. 어깨에는 사치하는 마음이 있다. 허리에는 나태한 마음이 있다. 엉덩이에는 욕심이 있다.

천심이란 이익을 뺏기는 것이다. 치심이란 자존감이다. 라심은 자기비하이다. 욕심은 물건을 훔치는 것이다.

驕矜伐夸와 奪侈懶竊에 대해서 더욱 구체적으로 설명해주는 부분이다. 앞에서 말했듯이 驕矜伐夸는 마음과 관련된 단어들이다. 頷臆臍腹은 마음과 관련되어 있고 知와 行 중에 知와 관련되어 있다. 그래서 意慮操志가 나온다. 모두 마음과 관련된 단어들이다.

뜻을 품고 생각하며 그 생각을 잡고(굳히고) 그것이 뜻이 된다. 意

慮는 양적인 측면의 생각이고 操志는 음적인 측면의 사고이다. 생각이 뜻이 되는 과정을 나타내며 陰으로 갈수록 생각이 단단해진다.

앞에서 奪侈懶竊은 우리의 행동과 관련이 있다고 하였다. 奪利, 自尊, 自卑, 竊物은 모두 우리의 행동과 관련되어 있다. 奪 대신에 擅心이라 하였는데 이는 奪과 擅이 비슷한 개념이라 그렇게 한 듯하다. 또한 여기에는 奪을 빼앗는다는 뜻으로 해석하지 말라는 뜻 또한 숨겨져 있다.

이 문장에서 奪을 '빼앗는다'라는 뜻이 아니라 '빼앗긴다'라는 뜻으로 해석해야 하는 이유가 명백히 나온다. 擅이라는 뜻은 제멋대로 한다는 뜻으로 양적인 행동에 해당하며 이익을 빼앗는다는 뜻보다는 이익을 빼앗긴다는 뜻에 더욱 가깝다.

자기 멋대로 하다 보면 이익을 볼 때가 많은가? 아니면 손해를 볼 때가 많은가? 제멋대로 하면 반드시 손해를 보게 되어 있다. 이익을 보기 위해서는 치밀하게 계산하고 생각하여야 한다. 자기 하고 싶은 대로 제멋대로 한다고 해서 이익을 보기는 어렵다. 太陽人은 제멋대로 하는 마음이 있기 때문에 손해를 많이 보게 되어 있다.

또 한 가지 증거는 뒤에 四端論이나 擴充論에서 자세히 다루겠지만, 肺脾의 上焦와 肝腎의 下焦는 서로 반대의 성격을 가지고 있다. 事務, 交遇와 黨與, 居處도 반대의 개념이다. 侈心은 自尊이라 하였고 懶心은 自卑라고 하였다. 서로가 반대되는 단어들이다. 그렇다면 擅心과 竊心 또한 서로 반대되는 뜻이어야 하는데 竊心이 물건을 훔치는 것이면 奪心은 당연히 물건을 훔쳐서 이득을 보는 것의 반대 개념이 되어야 한다. 그래서 奪이라는 단어는 여기에서 이익을 뺏긴다는 뜻으로 보는 게 옳다.

人之耳目鼻口 好善 無雙也
人之肺脾肝腎 惡惡 無雙也
人之頷臆臍腹 邪心 無雙也
人之頭肩腰臀 怠心 無雙也

인간의 귀, 눈, 코, 입이 선을 좋아하는 것은 견줄 데가 없다.
인간의 폐비간신이 악을 싫어하는 것은 견줄 데가 없다.
인간의 턱, 가슴, 배꼽, 배의 사특한 마음은 견줄 데가 없다.
인간의 머리, 어깨, 허리, 엉덩이의 게으른 마음은 견줄 데가 없다.

앞에서 나왔던 내용을 다시 강조해서 말해주고 있다. 邪心은 마음에 해당(知)하고 怠心은 행동에 해당한다.

堯舜之行仁 在於五千年前而 至于今 天下之稱善者 皆曰堯舜則 人之好善 果無雙也

桀紂之行暴 在於四千年前而 至于今 天下之稱惡者 皆曰桀紂則 人之惡惡 果無雙也

以孔子之聖 三千之徒受敎而 惟顔子 三月不違仁 其餘 日月至焉而心悅誠服者 只有七十二人則 人之邪心 果無雙也

以文王之德 百年而後崩 未洽於天下 武王周公 繼之然後 大行而 管

叔蔡叔 猶以至親 作亂則 人之怠行 果無雙也

요순이 인을 행한 지 오천년이 지났지만 오늘에 이르러서도 천하의 선을 칭할 때 모두 요순을 말하니 인간이 선을 좋아하는 것이 과연 견줄 데가 없다.

걸주가 폭행을 행한 것이 사천년 전인데도 오늘에 이르러 천하의 악을 칭할 때 모두 걸주를 칭하니 인간이 악을 싫어함이 과연 견줄 데가 없다.

성인인 공자에게 삼천명의 제자가 가르침을 받았으나 오직 안자 한 명만이 3개월 동안 인을 어기지 않았고, 나머지는 하루나 한 달 갔을 뿐이며 마음으로 기뻐하고 성심으로 따른 자는 72명에 불과하니 인간의 사심이 과연 견줄 데가 없다.

문왕이 백년이나 덕을 베풀고 죽었으나 그 덕이 천하에 미치지 못하였고 무왕과 주공이 그 덕을 계승한 후에야 크게 행해졌는데 관숙과 채숙은 임금님의 친척임에도 불구하고 란을 일으켰으니, 인간의 태행은 과연 견줄 데가 없다.

好善, 惡惡, 邪心, 怠行에 대해 구체적인 예를 들어 설명해주고 있다.

이 문장들은 자세히 읽어보아야 한다. 好善과 惡惡, 邪心과 怠行을 이해하는 데 결정적인 정보를 주는 문장이다. 당연한 말처럼 보이지만 후학들이 쉽게 이해하는 데 도움을 주기 위해서 친절하게 예시까지 들어주신 문장이다. 아주 중요한 문장들이다.

好善, 惡惡, 邪心, 怠行이란 인간이 생각하고 행동하는(知와 行) 데 가장 기본이 되는 법칙이라고 李濟馬 선생님은 파악한 것이다. 우리가 생활하고 생각하는 것들이 모두 好善, 惡惡, 邪心, 怠行의 법칙 안에 있다는 말이다. 이러한 내용들은 어떻게 보면 동양의 심리학이라고도 할 수 있다. 李濟馬 선생님은 위대한 심리학자이자 인간 행동학의 대가이다.

好善과 惡惡은 인간의 인식에 대한 관점이다. 행동에 대한 관점이라고 보기는 힘들다. 예를 자세히 읽어보면 好善과 惡惡이 인간의 행동이 아니라 어떤 대상에 대한 인식이라는 것을 알 수 있다.

요순과 걸주는 모두 옛날 사람들이다. 옛날 사람들에 대한 인식이 모든 사람에게서 같다는 것이다. 堯舜이 선이고 桀紂가 악이다라는 것을 모든 사람이 인식하고 있다는 것이다. 즉, 모든 사람이 공통적으로 악은 악이라 인식하고 선은 선이라 인식한다는 것이다.

이는 행동의 측면을 말한 것이 아니다. 모든 사람이 선을 행하고 모든 사람이 악을 싫어해서 악을 행하지 않는다는 것이 아니다. 단지 선과 악에 대한 개념을 모두 알고 있다는 것이다. 이는 또한 자신의 행동에 대한 선과 악이 아니다. 다른 사람의 선과 악에 대해 평가할 때 그렇다는 것이다.

이는 앞의 문장에서 제시한 문장을 봐도 알 수 있다.

耳好善聲 目好善色 鼻好善臭 口好善味

善聲 順耳也 善色 順目也 善臭 順鼻也 善味 順口也

肺惡惡聲 脾惡惡色 肝惡惡臭 腎惡惡味

惡聲 逆肺也 惡色 逆脾也 惡臭 逆肝也 惡味 逆腎也

好善을 언급할 때 耳目鼻口에서 인식하는 소리와 색과 냄새와 맛을 이야기했다. 앞에서도 계속 말했지만 耳目鼻口의 쓰임은 주위 환경에 대한 인식, 즉 사실에 대한 인식이다.

모든 사람은 좋은 얘기를 듣거나 좋은 것을 보면 기분이 좋아진다. 반대로 좋지 못한 그림을 보거나 좋지 못한 얘기를 들으면 기분이 나빠진다. 「도가니」 같은 영화를 보고 슬프거나 분노하거나 우울한 마음이 들지 않는 사람은 아마도 없을 것이다.

또한 肺脾肝腎의 惡惡에서도 소리와 색과 냄새와 맛을 얘기했다. 여기서 의아한 사실은 肺脾肝腎을 事務, 交遇, 黨與, 居處와 같은 행동과 관련되어 설명하였는데 여기서는 肺脾肝腎을 소리, 색, 냄새, 맛에 대하여 말하였다는 것이다. 알다시피 소리, 색, 냄새, 맛은 耳目鼻口와 관련이 있지 않은가.

그 까닭을 보면 肺脾肝腎은 事務, 交遇, 黨與, 居處와 같은 행동과 밀접하게 관련되어 있지만 모든 부위를 포괄하는 개념이라고도 볼 수 있기 때문이다.

臟腑論에 보면 다음과 같이 되어 있다.

胃脘與 舌 耳 頭腦 皮毛 皆肺之黨也

胃與 兩乳 目 背膂 筋 皆脾之黨也

小腸與 臍 鼻 腰脊 肉 皆肝之黨也

大腸與 前陰 口 膀胱 骨 皆腎之黨也

즉, 肺脾肝腎이 여러 부위를 포괄하는 개념이라는 것을 알 수 있다. 여기에서는 肺脾肝腎의 事務, 交遇, 黨與, 居處와 같은 행동이 아니라 소리, 색, 냄새, 맛과 같은 인식의 측면에서 쓴 글이다. 다시 말해 肺脾肝腎이 惡惡하는 것은 사람의 행동이 惡惡하여 행동을 하는 것이 아니라 사물을 인식할 때 좋지 못한 것을 싫어한다는 것이다.

모든 사람은 어떤 것이 선이며 어떤 것이 악인지 인식하고 있다는 것이다. 그러므로 모든 사람이 堯舜과 같은 성인이 될 수 있는 것이다.

이것은 성인에게나 일반인에게나 모두 똑같이 해당하는 사실이다. 예를 들어 100명의 사람에게 성폭행에 대해 물어보면 모두가 나쁘다고 할 것이다. 훌륭한 인격을 가진 사람만 나쁘다고 말하고 그렇지 못한 보통 사람들은 성폭행이 나쁘다는 사실을 인식하지 못하는 것이 아니다. 성폭행이 좋은 행동인지 나쁜 행동인지에 대한 인식은 뛰어난 인격을 가진 사람이나 평범한 사람이나 평균 이하의 인격을 가진 사람이나 모든 사람이 알고 있다는 것이다.

즉 모든 사람(성인, 범인, 악인, 堯舜, 桀紂 등등)의 공통점이다. 모든 사람은 이러한 공통된 좋은 점을 가지고 있기 때문에 모두 성인 군자가 될 수 있다.

그렇다면 왜 어떤 사람들은 堯舜과 같은 성인이 되고 어떤 사람들은 桀紂와 같은 악인이 되는 것일까? 바로 邪心과 怠行 때문이다. 邪心과 怠行에서는 모든 사람이 같지 않다. 성인과 일반인은 邪心과 怠行에서 엄청난 차이를 보인다. 邪心은 마음이며 怠行은 행동이다. 즉, 마음과 행동, 知行이다.

우리 인간은 다른 사람들의 모습에 대한 인식은 크게 다르지 않다. 하지만 자신의 생각과 행동에 대해서는 너무나 다른 인식을 보인다.

堯舜이 뛰어난 사람인 것은 모든 사람이 알고 있으나 모든 사람이 堯舜처럼 행동하는 것은 아니다. 모든 의사가 슈바이처 박사를 존경하지만 모든 의사가 슈바이처 박사와 같이 행동하는 것은 아니다. 이것은 바로 우리의 몸에 邪心과 怠行이 있기 때문이다. 바르지 못한 마음과 나태한 행동이 바로 그것이다. 邪心은 우리가 알고 배움과 관련하여 나타나는 나쁜 마음이며(知), 怠行은 우리가 행동할 때 나타나는 좋지 못한 행동들이다(行).

다시 한 번 설명하자면 好善과 惡惡은 우리의 인식과 관련되어 있다. 邪心과 怠行은 우리의 인식이 아니라 우리 자신의 생각, 행동과 관련되어 있다.

문장을 자세히 살펴보면 好善과 惡惡은 현재 사람의 행동과는 상관없는 옛날 사람들을 예를 들어 설명하였다. 즉, 인식과 관련되어 있다.

반면 邪心과 怠行을 설명하는 문장은 "마음으로 기뻐하고 성심껏 따른 자", "亂을 일으켰다."라고 하였다. 이는 그 사람의 직접적인 마음과 행동을 말하는 것이다. 즉, 邪心과 怠行은 내가 실제로 행동하고 사고하는 데 작용하는 요소인 것이다.

이러한 나의 마음과 행동에는 邪慝한 마음이 있기 때문에 비록 사물을 인식할 때 好善과 惡惡을 하더라도 막상 나의 문제로 닥쳤을 때는 그렇게 생각하고 행동하지 못하는 것이다. 예를 들자면 정말 가지고 싶은 물건을 도둑질한다고 했을 때, 이러한 행동이 나쁘다는 것은 성인이나 범인이나 악인이나 모두 가지고 있다. 하지만 실제 나와 관련되어 행동하고 생각할 때는 범인과 성인이 다르다는 것이다. 악인은 도둑질이 나쁘다는 것은 성인과 마찬가지로 인식하고 있지만 잘못된 마음과 욕심 때문에 악을 행하게 된다.

邪心과 怠行의 차이는 邪心은 知와 관련되어 있고 怠行은 行과 관련되어 있다는 점이다. 이는 문장에서도 나타나는데 邪心을 설명할 때에는 배움에 대한 예를 들었고, 怠行에 대한 예를 들 때는 亂이라는 행동과 관련된 예를 들었다.

>>>>>>>>>>>>>>>>>>>>>>>>

■ 好善과 惡惡에 대하여

好善과 惡惡은 두 가지 다른 관점으로 이해할 수 있다. 첫 번째 관점은 이렇게도 볼 수 있지 않을까 하는 필자의 생각이다. 李濟馬 선생님의 『東醫壽世保元』에서는 두 번째 관점으로 보았다고 해야 할 것이다. 이는 앞의 堯舜과 桀紂, 顔子, 管叔, 蔡叔의 예에서 알 수 있다.

먼저 필자의 생각인 첫 번째 관점이다. 好善과 惡惡은 서양 심리학에서도 인간 행동의 가장 기본이 되는 법칙으로 파악하고 있다. 앤서니 라빈슨의 책에 보면 인간 행동이 시작되는 가장 근본적인 지점은 즐거운 것은 좋아하고 고통은 피하려고 하는 아주 단순한 사실이라고 한다. 이러한 법칙을 최면술이나 NLP 등에 응용해서 사용하고 있다.

예를 하나 들자면 술을 마시는 사람이나 술을 마시지 않는 사람이나 好善, 惡惡하는 마음은 똑같다. 술을 마시는 사람에게 왜 술을 마시느냐고 물어보면 대부분이 스트레스도 풀리고 마시면 좋아서라고 답한다. 하지만 동시에 술이 몸에 나쁘다는 사실도 알고 있다. 술을 마시는 사람에게 술은 선도 되고 악도 된다. 그래서 술을 마시다가도 끊고 끊었다가도 다시 마시게 된다. 술은 좋은 점도 있기 때문에 好善해서 마시게 되고, 술은 몸에 나쁘기 때문에 惡惡해서 끊기도 하는 것이다. 술을 마시는 것은 술이 좋기 때문이고 술을 마시지 않는 것은 술이 나쁜 것이기 때문이다. 즉, 술을 마시든 안 마시든 그 행동을 지배하는 것은 좋은 것은 좋아하고 나쁜 것은 하기 싫어한다는 사실이다.

반면 술을 마시지 않는 사람에게 왜 술을 마시지 않느냐고 물어보면 대부분이 술이 싫어서라고 답한다. 술을 마시면 머리가 아프고 속도 좋지 못하고 실수도 많이 하기 때문에 싫다고 한다. 술이 왜 좋은지를 모르겠다고 한다. 즉, 惡惡하는 마음인 것이다. 반면 술을 마시는 사람은 술을 좋은 것이라고도 생각한다. 그러므로 술을 마시는 사람과 마시지 않는 사람의 차이는 술을 좋은 것으로 인식하느냐 아니냐에 있다.

이처럼 모든 사람의 행동은 즐겁고 선한 것은 좋아하고 나쁜 것은 하기 싫어하는 데서 시작되며, 사람마다 좋아하는 것과 싫어하는 것이 다르기 때문에 행동이 달라진다. 공부를 열심히 하고 좋아하는 사람과 공부를 싫어하고 하기 싫어하는 사람은 좋아하는 것과 싫어하는 것이 서로 다를 뿐이지 好善과 惡惡하는 점에서는 같다. 공부를 좋아하는 사람에게는 공부가 선이며 노는 것이 악이다. 반대로 공부를 싫어하는 사람에게는 공부가 선이 되지 못하며 노는 것이 선이 된다. 그래서 전자는 好善하여 공부를 하고 惡惡하여 놀지를 않고, 후자 역시 好善하여 놀고 惡惡하여 공부를 하지 않는 것이다.

다시 짚어보자면, 性命論의 命은 운명을 말하고 性命論은 운명에 대해서 논한 편이다. 자신의 운명을 바꾸기 위해서는 자신이 무엇을 선으로 생각하고 무엇을 악으로 생각하는지를 먼저 인식하여야 한다. 무엇이 진정으로 선이며 무엇이 진정으로 악인지를 알아야(知) 한다는 것이다. 그래야 행동이 변할 수 있다. 행동이 변하면 운명은 변하게 된다(性命非他 知行也).

담배를 끊기 위해서는 담배가 명확한 악이 되어야 한다. 하지만 담배를 피우는 사람들에게는 담배가 명확한 악이 되지 못한다. 왜냐하면 중독이 되어 담배가 즐거움(善)이 되는 것이다. 담배를 피우면 약간이나마 기분이 좋아진다. 하지만 담배를 피우지 않는다면 담배를 피우고자 하는 욕망과 금단증상이라는 고통(惡)이 계속되어 몸이 너무나 괴롭다. 인간은 惡惡하기 때문에 담배를 끊을 수 없는 것이다.

현대의 최면술에서는 인간의 이러한 근본 심리를 이용한다. 담배 끊는 최면을 걸 때 많이 쓰는 방법이 담배의 맛을 이상하게 변하도록 하는 것이다. 담배를 피웠을 때 괴로운 느낌이 들게 함으로써 담배란 괴롭고 악이다라는 것을 인간의 무의식에 심는다. 이렇게 되면 담배를 피웠을 때 가지게 되는 이점이 없기 때문에 담배를 끊는 데 많은 도움이 된다.

필자는 모든 사람은 선과 악에 대해 각각 다른 개념을 가지고 있다고 생각한다. 이러한 개념의 차이가 행동의 차이를 만드는 첫 번째 이유라고 생각한다. 사이코 패스 범죄자들은 자신이 저지른 범죄가 악이다라는 마음이 없다고 한다. 단지 자신이 좋아하는 일을 했을 뿐이라는 것이다. 善惡에 대해 보통 사람들과 전혀 다른 기준을 가지고 있다고 하겠다.

다음으로는 『東醫壽世保元』의 관점인 두 번째 관점을 살펴보자. 모든 사람에게 해당하는 공통된 선과 공통된 악의 개념이 있다고 보는 관점이다.

堯舜의 仁(행동)은 모든 사람에게 선이라고 인식되고(100명이면 100명 모두 堯舜이 선이라고 생각한다는 것) 桀紂와 같은 악인은 모든 사람에게 공통되는 악이라는 것이다(100명이면 100명 모두 桀紂가 악이라고 생각한다는 것). 또한 히틀러가 악이라는 것을 모든 사람이 알고, 슈바이처 박사가 선이라는 것을 모든 사람이 안다는 것이다. 즉, 모든 사람이 공통적으로 어떤 사람은 나쁘고 어떤 사람은 좋다고 생각한다는 관점이다. 또 다른 예로 모든 사람은 남을 속이는 행위가 악이라는 것을 인식하고 있으며, 남을 도와주는 것이 선이라는 개념을 가지고 있다는 것이다.

이처럼 모든 사람이 공통적으로 어떤 사람은 악인이고 어떤 사람은 선이라는 것을 알고 있으며, 또한 모든 사람은 好善하며 惡惡한다는 것이다. 이러한 선과 악에 대한 명확한 기준을 가지고 있지만, 올바르지 못한 행동을 하는 사람이 있는 이유는 頷臆臍腹의 邪心과 頭肩腰臀의 怠行 때문이라는 것이다. 실제로 대부분의 사람은 자신의 행동이 옳지 못하다는 것을 알고 있지만 자신의 욕망과 욕심, 게으름에서 기인한 행동 때문에 죄를 범하게 된다. 예를 들어 도둑질은 나쁜 짓이고 남에게 해를 준다는 것을 알지만, 욕심과 게으름 때문에 도둑질을 행하게 된다.

<<<<<<<<<<<<<<<<<<<<<<<

耳目鼻口 人皆可以爲堯舜 頷臆臍腹 人皆自不爲堯舜

肺脾肝腎 人皆可以爲堯舜 頭肩腰臀 人皆自不爲堯舜

귀, 눈, 코, 입을 보았을 때 모든 사람이 요순이 될 수 있다.

턱, 가슴, 배꼽, 배를 보았을 때 모든 사람이 저절로 요순이 될 수는 없다.

폐, 비, 간, 신을 보았을 때 모든 사람이 요순이 될 수 있다.

머리, 어깨, 허리, 엉덩이를 보았을 때 모든 사람이 저절로 요순이 될 수는 없다.

이에 대해서는 앞에서 모두 설명하였다.

人之耳目鼻口 好善之心 以衆人耳目鼻口論之則 堯舜 未爲加一鞭

人之肺脾肝腎 惡惡之心 以堯舜肺脾肝腎論之則 衆人 未爲少一鞭 人皆可以爲堯舜者 以此

人之頷臆臍腹之中 誣世之心 每每隱伏也 存其心 養其性 然後 人皆可以爲堯舜之知也

人之頭肩腰臀之中 罔民之心 種種暗藏也 修其身 立其命 然後 人皆可以爲堯舜之行也

人皆自不爲堯舜者 以此

사람의 이목비구가 선을 좋아하는 마음은 보통 사람의 이목비구를 가지로 말하더라도 요순이 조금도 더 나은 것이 없다.

사람의 폐비간신이 악을 싫어하는 마음은 요순의 폐비간신으로 말하더라도 보통 사람이 조금이라도 못한 것이 없다.

사람의 함억제복 중에는 세상을 업신여기는 마음이 언제나 숨어 있으니 마음을 살피고 그 성을 기른 뒤에야 사람 모두가 요순의 앎에 다다를 수 있다.

사람의 두견요둔 중에는 백성을 망령되게 하는 가지가지 마음이 숨겨져 있다. 몸을 닦고 명을 바로 세운 뒤에야 모든 사람이 요순의 행을 할 수 있다.

사람 모두가 저절로 요순이 될 수 없는 것은 이러한 이유이다.

이는 앞에서 모두 설명하였다. 여기서 性命論의 핵심이 되는 중요한 단어들이 나온다. 바로 '存其**心** 養其**性**, **知** / 修其**身** 立其**命**, **行**' 부분인데 心, 性, 知가 서로 연결되며 身, 命, 行이 서로 연결된다. 즉, 性과 앎이란 마음과 관련되어 있고 우리의 命과 행동은 우리의 몸과 관련되어 있다. 실제 행동하는 것은 우리의 몸이다.

性命論이란 知行論이라는 것을 다시 한 번 확인할 수 있는 부분이다. 四象醫學은 우리의 앎과 지식, 우리의 행동에 대한 의학서이자 철학서이다.

■ 好善, 惡惡하는 마음에 대하여: 첫 번째 관점으로 보았을 때의 知와 行(동의수세보원의 뜻과 다르지만 참고로 예를 적어본다)

好善, 惡惡하는 마음은 모든 인간이 가지고 있는 공통된 심리이자 행동 법칙이다. 히틀러 같은 악인이나 슈바이처 박사 같은 위인이나 모두 好善, 惡惡한다. 하지만 驕矜伐夸, 奪侈懶竊과 같은 마음에 의해서 위인이 될 수도 있고 히틀러 같은 악인이 될 수도 있다. 好善과 惡惡하는 마음은 모두 같지만 知와 行의 유무에 따라서 악인이 될 수도 있고 위인이 될 수도 있다.

모든 사람은 즐겁고 좋은 것은 하려 하고 힘들고 나쁜 것은 하지 않으려고 한다. 이는 모든 사람이 똑같으며, 히틀러나 슈바이처 박사 역시 마찬가지이다. 단지 히틀러는 전쟁이 선이라고 믿었을 뿐이다. 이는 知가 잘못된 것이며 무엇이 선이고 무엇이 악인지 알지 못한 것이다. 히틀러는 전쟁이 즐겁고 선이라 믿었기에 好善하는 마음으로 전쟁을 하려 했고 잘못된 마음이 전쟁을 하게 만들었다. 히틀러에게는 전쟁이 악이 아니었다. 오히려 선이었다. 즉, 存其心 養其性을 하지 못하였기에 잘못된 지식을 가지고 잘못된 행동을 하게 된 것이다. 만약 그가 전쟁이 악이라고 인식하였다면, 즉 存其心 養其性하여 知했다면 전쟁을 하지 않았을 것이다. 싫은 것을 하고자 하는 사람은 없다. 히틀러에게 전쟁은 선이고 즐거운 것이었기 때문에 전쟁을 한 것이다.

반면 슈바이처 박사에게 선은 힘들고 병든 사람을 도와주는 것이었다. 이것이 귀찮은 일이 아니라 선이며 즐거운 일인 것이다. 슈바이처 박사는 힘든 사람을 도와주는 것이 선이라는 것을 알았고(知) 앎에서 그친 것이 아니라 그것을 실천(行)에 옮겼다. 存其心 養其性하고 修其身 立其命하였기에 知와 行을 통해 수많은 사람을 구하고 위대한 인물이 된 것이다. 슈바이처 박사에게 아프리카에서의 생활은 즐거운 일이지 힘든 일이 아니었다. 즉, 슈바이처 박사는 힘든 일을 억지로 고통을 참아가면서 선행을 한 것이 아니다. 슈바이처 박사도 일반인과 마찬가지로 자기가 즐겁고 재미있다고 생각하는 일을 즐겁게 한 것이다. 단지 무엇이 정말 즐거운 일인지에 대한 개념이 일반인들과 다르다는 점은 있다. 存其心 養其性으로 知한 것이다.

그리고 나태한 마음을 품지 않고 자기가 생각하는 즐거운 일을 정말 열심히 실천에 옮긴 것이다.

이처럼 악인이나 선인이나 위인이나 일반인이나 好善하고 惡惡하는 마음은 모두 공통적으로 가지고 있다. 단지 무엇이 善인지 知하고 그것을 행동으로 옮기느냐 옮기지 못하느냐의 차이가 있을 뿐이다. 그러므로 肺脾肝腎, 耳目鼻口는 堯舜과 같은 성인이 될 수 있지만 頷臆臍腹, 頭肩腰臀의 마음과 행동 때문에 모두 저절로 그렇게 될 수는 없다.

하지만 存其心 養其性하고 修其身 立其命한다면 모두 성인군자가 될 수 있다. 왜냐하면 好善하고 惡惡하는 것은 모든 사람이 같기 때문이다.

<<<<<<<<<<<<<<<<<<<<<<

耳目鼻口之情 行路之人 大同於協義故 好善也
好善之實 極公也 極公則 亦極無邪也
肺脾肝腎之情 同室之人 各立於擅利故 惡惡也
惡惡之實 極無私也 極無私則 亦極公也
頷臆臍腹之中 自有不息之知 如切如磋而
驕矜伐夸之私心 卒然敗之則 自棄其知而 不能博通也
頭肩腰臀之下 自有不息之行 赫兮喧兮而
奪侈懶竊之慾心 卒然陷之則 自棄其行而 不能正行也

이목비구의 정은 길을 가는 사람들이 의로운 일에 협동함이 크게 같으므로 선을 좋아함이다.

선을 좋아하는 것의 실제는 극히 공평한 것으로 극히 공평한 것은 극히 사사로움이 없는 것이다.

폐비간신의 정은 같은 방에 있는 사람이라 할지라도 이익을 제멋대로 함에 서로 다른 입장에 서므로 악을 싫어하는 것이다.

악을 싫어하는 것의 실제는 극히 사사로움이 없는 것이다. 극히 사사로움이 없는 것은 극히 공평한 것이다.

함억제복 중에는 스스로 멈추지 않는 앎이 갈고닦이는데 교긍벌과의 사심에 돌연 그 마음이 패하면 스스로 그 앎을 버리게 되고 널리 통하지 못하게 된다.

두견요둔에는 스스로 멈추지 않는 행이 빛나고 훌륭하나 탈치나절의 욕심에 돌연 빠지면 스스로 그 행을 버리고 바르게 행하지 못하게 된다.

好善과 惡惡에 대해서 구체적인 예를 들어 설명해주고 있다. 여기서 耳目鼻口는 앞에서 설명했듯이 大同하며 肺脾肝腎은 各立하게 된다. 耳目鼻口는 자신을 둘러싼 주위 환경과 관련이 있기 때문에 行路之人이며 肺脾肝腎은 각각이 실제 사회생활을 하면서 처하는 상황이기 때문에 同室之人이다. 여기서 同室之人은 같은 처지에 있는 사람으로 해석할 수도 있다.

頷臆臍腹과 頭肩腰臀의 知行은 선천적으로 있는 것이고 갈고닦아지지만 驕矜伐夸나 奪侈懶竊에 빠지면 올바른 知行을 할 수 없다. 그렇기 때문에 저절로 堯舜과 같은 성인이 될 수 없으며 항상 驕矜伐夸와 奪侈懶竊에 조심하면서 存其心 養其性, 修其身 立其命

하여야 한다.

耳目鼻口 人皆知也 頷臆臍腹 人皆愚也
肺脾肝腎 人皆賢也 頭肩腰臀 人皆不肖也

이목비구는 모든 사람이 앎이 있으며 함억제복은 모든 사람이 어리석다.
폐비간신은 모든 사람이 어질고 두견요둔은 모든 사람이 미련하다.

耳目鼻口와 肺脾肝腎은 모두 好善하고 惡惡하기 때문에 지혜롭고 현명하지만 頷臆臍腹과 頭肩腰臀에는 驕矜伐夸와 奪侈懶竊이 있기 때문에 어리석고 미련하다.

人之耳目鼻口 天也 天 知也
人之肺脾肝腎 人也 人 賢也
我之頷臆臍腹 我自爲心而 未免愚也 我之免愚 在我也
我之頭肩腰臀 我自爲身而 未免不肖也 我之免不肖 在我也

사람의 이목비구는 하늘(환경)이다. 하늘은 앎이다.
사람의 폐비간신은 사람이다. 사람은 현명하다.
나의 함억제복은 나 스스로의 마음으로 삼으니 어리석음을 면할 수 없다. 나의 어리석음을 면하는 것은 나에게 있다.
나의 두견요둔은 나 스스로의 몸으로 삼으니 착하지 못함을 면할 수 없다. 나의 착하지 못함을 면하는 것은 나에게 있다.

耳目鼻口는 우리를 둘러싼 환경이고, 환경은 天이며, 天은 듣고 보고 냄새 맡고 맛보면서 알게(知) 된다. 肺脾肝腎은 인간이 직접 사회생활을 하며 행하는 것으로 사람에 해당하며 사람은 어질다. 頷臆臍腹과 頭肩腰臀에 있는 驕矜伐夸와 奪侈懶竊의 어리석음을 면하게 하는 것은 바로 나 자신이다. 나 자신이 存其心하고 養其身하여서 驕矜伐夸와 奪侈懶竊에 빠지지 않아야 한다.

知와 行을 하는 것은 다른 사람이 해주는 것이 아니라 자기 자신이라는 말이다. 즉, 자기 자신의 知와 行을 닦음으로써 堯舜이 될 수도 있고 악인이 될 수도 있는 것이다.

이것은 운명이 이미 정해져 있는 것이 아니라 자기 자신의 몸과 마음을 얼마나 수행하느냐에 따라 정해진다는 것이다. 수동적인 철학인 아닌 능동적인 철학관이다. 나의 운명과 수명을 정하는 가장 큰 요소는 바로 자기 자신인 것이다.

天生萬民 性以慧覺 萬民之生也
有慧覺則生 無慧覺則死 慧覺者 德之所由生也
天生萬民 命以資業 萬民之生也
有資業則生 無資業則死 資業者 道之所由生也
仁義禮智 忠孝友悌 諸般百善 皆出於慧覺
士農工商 田宅邦國 諸般百用 皆出於資業

하늘이 만민을 낼 때 혜각을 성으로 주셨다.
만민의 삶이란 혜각이 있으면 살고 혜각이 없으면 죽는다. 혜각이란 덕이 스스로 생겨나는 것이다.

하늘이 만민을 낼 때 자업을 명으로 주셨다.
만민의 삶이란 자업이 있으면 살고 자업이 없으면 죽는다.
자업이란 도가 스스로 생겨나는 것이다.
인의예지 충효우제 등의 모든 선은 혜각에서 나온다.
사농공상 전택방국 등의 모든 쓰임은 자업에서 나온다.

당연한 말이다. 덧붙이자면 性은 知에 해당하고 命은 行에 해당한다. 고로 慧覺이란 깨달음이고 깨달음은 知에 해당한다. 배우고 알아야만 깨달을 수 있다. 그래서 性에 慧覺이라는 단어를 사용하셨다.

命은 行에 해당하는데 資業은 知보다는 行과 관련된 단어이다. 그래서 李濟馬 선생님께서는 資業이라는 단어를 사용하셨다. 즉, 慧覺과 資業은 다른 말이 아니라 知와 行이다.

慧覺과 資業이 있으면 선행을 하게 되고 命數가 더욱더 좋아지지만, 慧覺과 資業이 없으면 악행을 하게 되고 命數가 줄어들게 되고 결국 죽음을 맞이하게 된다. 有慧覺則生 無慧覺則死, 有資業則生 無資業則死라는 내용은 臟腑論과 밀접한 관련이 있고 四象醫學의 핵심 중 하나이다. 臟腑論이 이해가 되어야만 이 문장이 얼마나 중요한 내용인지 확실히 알고 느낄 수 있다. 뒤에 자세히 설명된다.

仁義禮智 忠孝友悌는 모두 知이며 士農工商 田宅邦國은 모두 行이다. 즉, 知와 行이다.

慧覺 欲其兼人而 有教也

資業 欲其廉己而 有功也

慧覺私小者 雖有其傑 巧如曹操而 不可爲教也

資業橫濫者 雖有其雄 猛如秦王而 不可爲功也

혜각은 다른 사람과 나누려고 해야 가르침이 있다.

자업은 자기를 청렴하게 하여야만 공이 있다.

혜각이 사사롭고 작은 자는 비록 뛰어나다 할지라도 간사롭기가 조조와 같아서 가르침이 될 수 없다.

자업이 지나치게 과한 사람은 비록 영웅의 기질이 있다 할지라도 진왕과 같이 사나워서 공이 될 수 없다.

慧覺은 나누어야 하고, 반대로 사사롭고 작게 되면 가르침이 될 수 없다. 지식이나 앎은 서로 나누어야 가르침이 될 수 있다. 내가 알고 있는 지식을 남에게 베풀지 않고 나만이 알고자 한다면 절대 가르침이 될 수 없다. 지식이란 넓이 퍼져야만 모든 사람에게 깨달음을 줄 수 있는 것이다.

資業은 청렴해야 하는데 그렇지 못하면 진왕과 같이 사나워서 功이 될 수 없다. 우리의 행동은 항상 겸손하고 깨끗하여야 한다. 아무리 능력이 뛰어나더라도 그 능력을 바르게 사용하지 않는다면 오히려 세상에 독이 된다. 진시왕은 남들보다 뛰어난 능력을 가지고 있었지만 겸손하고 깨끗하지 못하였기 때문에 세상의 道가 되지 못하였다.

李濟馬 선생님은 우리의 앎과 행동에서 겸손함을 많이 강조하였다. 이는 李濟馬 선생님이 太陽人이기 때문에 더욱 그럴 수 있는 것이다. 태양인은 겸손하지 못하면 병이 생기게 된다. 慧覺과 資業은 너무 과해도 안 되고 너무 부족해도 안 된다.

好人之善而 我亦知善者 至性之德也
惡人之惡而 我必不行惡者 正命之道也

사람의 선을 좋아하고 나 역시 선을 아는 자는 지극한 성의 덕이다.
사람의 악을 싫어하고 나 역시 악을 행하지 않는 자는 정명의 도이다.

知行積則 道德也
道德成則 仁聖也
道德非他 知行也
性命非他 知行也

지와 행이 쌓이면 도덕이 된다.
도덕이 성해지면 인성이 된다.
도덕이란 다른 것이 아니라 지행이다.
성명이란 다른 것이 아니라 지행이다.

앞에서 나오는 耳目鼻口, 肺脾肝腎의 好善, 惡惡과 상통하는 내용이다. 여기서 好善에서는 知와 性이 나오고 惡惡에는 行과 命이 나온다. 性은 知이며 命은 行이다. 李濟馬 선생님은 단어 하나하나를 그냥 적어놓은 것이 아니라 모든 내용이 하나의 생각으로 일맥상통하게 적어놓았다는 것을 알 수 있는 대목이다.

이 편의 제목인 性命論은 知行論이라고도 할 수 있다. 즉, 性命이란 다른 것이 아니라 知와 行이다. 알고 행한다. 지극히 단순하면서도 인간의 본성과 행동을 꿰뚫는 말이다. 생각해보면 인간의 모든 사회생활은 知行으로 설명할 수 있다. 바르게 알고 바르게 행한다면 악한 행동과 악한 생각이 나올 수 없다. 바르게 알고 바르게 행한다면 모든 사람이 성인군자가 될 수 있다. 好善하는 마음과 惡惡하는 행동은 堯舜이든 보통 사람이든 모두가 가지고 있는 것이기 때문이다.

性은 德과 관련되어 있으며(天生萬民 性以慧覺 萬民之生也 有慧覺則生 無慧覺則死 慧覺者 德之所由生也) 命은 道와 관련되어 있다(天生萬民 命以資業 萬民之生也 有資業則生 無資業則死 資業者 道之所由生也). 그리고 道德과 仁聖, 性命은 모두 知行으로 귀결된다. 우리 인간의 모든 것은 知行으로 설명할 수 있다.

> 或曰 擧知而論性 可也而 擧行論命 何義耶
> 曰 命者 命數也 善行則 命數自美也
> 惡行則 命數自惡也 不必卜筮而 可知也
> 詩云 永言配命 自求多福 卽 此義也

혹자가 말하길 앎을 들어 성을 말한 것은 가능하다 할 수 있으나 행을 들어 명을 말한 것은 무슨 뜻입니까?

내가 말하기를 명이란 명수(수명, 운명)이다. 선한 행동을 하면 명수(수명, 운명)는 스스로 아름다워진다.

악행을 하면 명수(수명, 운명)는 스스로 나쁘게 변하게 된다. 이는 점을 보지 않아도 알 수 있는 것이다.

시경에 길이 명을 짝하는 것이 스스로 많은 복을 구한다는 말은 바로 이 뜻이다.

性命論이 知行論이라는 것을 李濟馬 선생님이 다시 알기 쉽게 설명해주고 있다.

性命論에서 命이라는 것은 命數라고 하였다. 命數란 운명, 생명, 목숨, 수명을 말한다.

선행을 하면 운명뿐만 아니라 수명까지도 아름다워진다. 천수를 누릴 수 있는 것이다. 악행을 하면 운명뿐만 아니라 인간의 수명까지도 악해진다. 즉, 천수를 누릴 수 없다. 앞에서 慧覺과 資業이 있으면 살고 없으면 죽는다는 말과도 일맥상통한다고 할 수 있다. 이는 臟腑論을 이해하여야만 자연스럽게 이해할 수 있는 내용으로, 臟腑論에서 다시 한 번 자세히 다룬다.

性命論에서 李濟馬 선생님이 말하고자 하는 가장 핵심적인 내용이 여기 들어 있다. 바르게 알고 바르게 행한다면 운명이 아름다워지고 천수를 누릴 수 있지만 知行이 되지 않는다면 운명은 나빠지고

(불행한 삶) 장수 또한 할 수 없다. 쉽게 말하면 착한 사람이 오래 살고 건강하며 악한 사람은 건강하지 못하고 오래 살지 못한다는 것이다. 이는 四象醫學의 핵심이다. 착하고 바르게 살수록 건강하고 장수하게 된다는 것은 臟腑論까지 이해하고 나면 자연스럽게 느껴질 것이다.

물론 주위에 보면 착한 사람이 불행하고 가난하게 살며 거짓되고 나쁜 사람이 오래 살고 잘사는 경우를 많이 볼 수 있을 것이다. 이는 그 사람의 운명을 정하는 행동이 선행과 악행 뿐만이 아니라 부지런함, 게으름, 지식의 유무 등에 모두 관련되기 때문에 그런 것이다. 하지만 착하냐 나쁘냐는 인간의 운명을 정하는 많은 요소 중 가장 중요한 요소에 속한다. 만약 착하고 바른 마음을 가지고 있다면 성공의 가장 큰 요소를 타고난 것이다.

『東醫壽世保元』은 인간의 행동과 삶에 대한 철학서인 동시에 의학서이다. 즉, 『東醫壽世保元』은 인간의 운명과 수명을 모두 다루고 있는 책이다. 그래서 性命論인 것이다. 어떻게 하면 더 나은 命數를 누릴 수 있는가를 연구하고 적어놓은 책이다.

운명과 인간의 수명은 밀접한 관련이 있다. 운명은 인간의 수명과 건강을 포괄하는 개념이다. 知와 行은 인간의 운명과 수명에 모두 영향을 끼치고, 더 나아가 운명과 수명을 결정하게 된다. 그러므로 행동이 곧 그 사람의 운명이며 인간의 性命, 知行이 곧 인간의 수명이자 건강이다.

性命論의 내용은 얼핏 보면 인간의 병, 수명과 관련이 없는 듯하고 왜 이러한 내용이 의학서에 나와 있는지 의아할 수도 있다. 그렇지만 臟腑論까지 어느 정도 이해하고 性命論을 다시 보면 이 性命論 편이 인간의 수명, 건강과 밀접한 관련이 있다는 것을 알 수 있을 것이다.

행동이 곧 그 사람의 운명이다. 그러므로 당신의 운명을 정하는 것은 지금 하고 있는 당신의 행동이다. 이는 현대 심리학에서나 서양의 여러 자기계발서에 빠짐없이 등장하는 말이다. 브라이언 트레이시, 앤서니 라빈슨 등 모든 성공 심리학에서 공통적으로 하는 말이다. 아름다운 운명을 살고 싶다면 아름다운 행동을 하면 되는 것이다. 그러한 행동이 쌓이고 쌓여서 인품이 되고 그 사람의 운명이 된다.

性命論에서 보면 운명이란 태어날 때 정해지는 것이 아니다. 좋은 가정에서 태어났다고 해서 아름다운 삶을 사는 것이 아니다. 마찬가지 이치로 좋지 못한 가정에서 태어났다고 하여 나쁜 인생을 사는 것이 아니다. 이러한 예는 주위에서 얼마든지 찾아볼 수 있다.

자신의 운명을 비관하고 탓할 것이 아니라 현재 자기 자신의 행동을 먼저 반성해보아야 할 것이다. 자신을 그렇게 만든 것은 다른 사람이 아니라 바로 자신의 마음과 행동인 것이다. 자신이 어떠한 행동을 하는지를 곰곰이 생각해보면 자신의 운명을 알 수 있다. 운명은 점을 쳐서 아는 것이 아니라 자신이 하고 있는 행동을 보면 알 수 있는 것이다.

만약 옳고 좋은 일에 많은 노력을 기울이고 실제로 행동한다면 점을 보지 않아도 밝은 미래가 있다는 것을 알 수 있다. 반대로 남을 속이려고 하고 게으르며 좋지 못한 행동을 하고 있다면 점을 쳐보지 않아도 그 미래가 암울할 것임을 알 수 있다.

운명의 주체는 자기 자신이다. 운명이란 자기 자신이 현재 하고 있는 행동이다. 그렇기 때문에 모든 사람은 堯舜과 같은 성인이 될 수 있는 것이다. 그러니 타고난 재능이 아니라 끊임없는 노력으로 存其心 養其性하라는 것이다. 자신의 마음을 닦고 바른 행동을 한다면 누구나 다 천수를 누릴 수 있고 행복한 삶을 살 수 있다.

이러한 철학은 수동적인 철학이 아닌 능동적인 철학이다. 또한 현대의 성공 심리학과도 너무나도 일치한다. 100년 전에 이미 이러한 사실을 알고 책으로 엮어놓았다는 것은 정말 대단한 일이다.

或曰 吾子之言曰 耳聽天時 目視世會 鼻嗅人倫 口味地方

耳聽天時 目視世會則 可也而

鼻 何以嗅人倫 口 何以味地方乎

曰 處於人倫 察於外表 黙探各人 才行之賢不肖者 此 非嗅耶

處於地方 均嘗各處 人民生活之地利者 此非味耶

혹자가 말하기를 선생의 말씀 중에 귀로 천시를 듣고 눈으로 세회를 보며 코로 인륜을 맡고 입으로 지방을 맛본다고 하였는데

귀로 천시를 듣고 눈으로 세회를 본다는 것은 가능한 것 같으나

코로 어떻게 인륜을 맡고 입으로 어떻게 지방을 맛본다는 것입니까?

내가 말하기를 인륜에 처하게 되면 외부로 드러난 것을 관찰하여 묵

묵히 각 사람의 재능과 행동의 어질고 착함을 탐구하는 것이 어떻게 냄새 맡는 것이 아니겠는가?

지방에 처하게 되면 각처의 사람 생활의 지역적 특색을 고루 맛보는 것이 어떻게 맛보는 것이 아니겠는가?

李濟馬 선생님께서 사람들이 쉽게 이해하지 못하는 점을 다시 설명해주신 부분이다.

耳目鼻口의 天時, 世會, 人倫, 地方을 어렵게 생각하는데 그렇지 않다. 다른 뜻이 있는 형이상학적인 내용이 아니라 말 그대로 귀로 듣고 눈으로 보고 코로 냄새 맡고 입으로 음식을 맛보고 먹는 것이 바로 耳目鼻口의 쓰임이다. 이러한 耳目鼻口는 주위 환경을 파악하고 알기 위해 존재하는 것이다. 耳目鼻口로 듣고 보고 냄새 맡고 맛보면서 주위 환경을 알게 된다는(知) 것을 다시 한 번 예를 들어 설명해주신 부분이다.

만약 우리가 듣지도 못하고 보지도 못하고 냄새 맡지도 못하고 맛보지도 못한다면 주위 환경을 배울 수가 없다. 주위에 무엇이 있는지, 하늘이 어떤 색인지 등 우리 주위를 둘러싼 환경을 인식할 수 없을 것이다. 눈으로 보고 귀로 듣고 코로 냄새 맡고 입으로 먹음으로써 주위 환경을 인식하고 그러한 인식을 토대로 해서 배우고 생각하고 인성을 형성해나갈 수 있는 것이다.

이러한 耳目鼻口의 쓰임으로 배우고 받아들이는 것을 天時, 世會, 人倫, 地方으로 나누어서 설명한 것이다. 절대 어려운 내용이 아니고 당연한 내용이다.

存其心者 責其心也 心體之明暗 雖若자연而 責之者 清 不責者 濁

馬之心覺 黠於牛者 馬之責心 黠於牛也

鷹之氣勢 猛於鴟者 鷹之責氣 猛於鴟也

心體之淸濁 氣宇之强弱 在於牛馬鴟鷹者 以理推之而 猶然 況於人乎

或相倍蓰 或相千萬者 豈其生而輒得 茫然不思 居然自至而 然哉

본 마음을 보존하는 것은 그 마음을 책하는 것이다. 마음과 몸의 밝고 어두움이 비록 자연히 그렇게 된 것 같으나 책하는 자는 맑고 책하지 않는 자는 탁하다.

말의 마음 깨달음이 소보다 영리한 것은 말의 책하는 마음이 소의 책하는 마음보다 영리하기 때문이다.

매의 기세가 솔개의 기세보다 사나운 것은 매의 책하는 기운이 솔개보다 맹렬하기 때문이다.

마음과 몸의 맑고 탁함과 기상의 강함과 약함이 소, 말, 솔개, 매에 있어서도 이치가 그러하거늘 하물며 사람에게 있어서 어찌 그렇지 않겠는가!

혹 두 배, 다섯 배, 혹은 천만 배 차이가 나는 것이다. 어찌 날 때 문득 얻은 것으로 아득히 아무 생각도 하지 않고 아무 노력도 없이 저절로 그렇게 된 것이겠는가?

타고날 때의 재능으로 저절로 되는 것이 아니라 노력으로 責하여야만 그러한 기세나 맑음을 얻을 수 있다는 것이다. 저절로 堯舜이 될 수 없듯이 우리의 驕矜伐夸와 奪侈懶竊의 마음을 잘 責하여 마음과 몸을 맑게 만들어야 한다. 이는 저절로 이루어지는 것이 아니라 마음의 노력이 있어야 한다.

性命論에서는 아직 체질이 나오지 않는다. 체질에 관해서는 四端論에서부터 나오는데 이는 모든 사람의 공통점을 알고 그 다음에 사람의 각기 다름, 즉 체질을 알아야 한다는 의미이다. 사람 자체를 알지 못하고 어떻게 사람들의 차이점을 알겠는가?

性命論은 太少陰陽人 모두에 해당하는 내용이며, 性命論에서 나오는 知行은 모든 체질에 해당하는 공통된 법칙이다. 즉, 모든 인간이 가지고 있는 특성과 모든 사람이 하여야 하는 知行에 대하여 다루고 있다. 肺大肝小한 太陽人도 脾가 있고 腎이 있다. 脾大腎小한 少陽人 또한 肺가 있고 肝이 있으며 腎臟이 있다. 모든 체질에는 耳目鼻口와 肺脾肝腎이 존재한다. 交遇에 능하고 黨與가 부족한 太陽人 또한 事務도 하고 居處도 행한다.

性命論에서는 氣가 어떻게 움직이는지에 대해서도 아직 이야기하지 않았다. 서론에서 말했듯이 四象醫學은 臟腑의 기운, 겉으로 드러나는 형상, 마음(性情)의 관계를 밝혀놓은 것이다.

2. 四端論

四端論에서부터 체질에 대한 개념을 설명하기 시작한다.

앞의 性命論에서는 모든 체질에 해당하는 기본 개념에 대하여 설명하였다. 즉, 性命論이 모든 사람에 대해 논하였다고 한다면 四端論부터는 사람들의 차이점으로 인해 나타나는 체질에 대하여 논하기 시작한다. 모든 사람이 가지고 있는 공통점을 먼저 알고, 그 다음에 사람의 性情과 氣의 차이로 인한 체질에 대하여 적어놓은 것이다. 『東醫壽世保元』은 앞뒤가 철저하게 계산된 상태에서 적어진 책이다.

易曰易有太極 是生兩儀 兩儀生四象

四象生八卦 八卦定吉凶 吉凶生大業

太極 心也 兩儀 心身也 四象 事心身物也

八卦 事有事之終始 物有物之本末

心有心之緩急 身有身之先後

乾=事之始也 兌=事之終也

坤=物之本也 艮=物之末也

離=心之急圖也 震=心之緩圖也

坎=身之先着也 巽=身之後着也

太極之心 中央之心也

心身之心 兩儀之心也

事物心身之心 四象之心也

易繫辭之乾坤 以兩儀之乾坤言之也

八卦之乾坤 以八卦之乾坤言之也

六十四卦之乾坤 以六十四卦之乾坤 言之也

中央之心 兩儀之心

四象之心 亦類此也

統而言之則

六十四卦 皆太極也

六十四卦之 三十二卦 皆乾也

八卦 皆心也 不必執一而置疑也

—『格致藁』 反誠箴 太極

太極의 마음은 중앙의 마음이라 하였다. 중앙이란 치우침이 없는 것이다. 치우침이 없다면 체질은 존재하지 않는다. 치우침이 존재하여 대, 소가 형성된 것이 바로 체질이다.

性命論에는 肺脾肝腎의 치우침이 나오지 않는데 그렇기 때문에 太陽人, 太陰人, 少陽人, 少陰人과 같은 체질이 나오지 않는다.

性命論이 太極이라면 四端論은 兩儀에 해당하며 擴充論은 四象에 해당한다. 여기에 대해서는 擴充論에서 다시 한 번 설명하도록 하겠다.

>>>>>>>>>>>>>>>>>>>>>>

■ 체질의 존재에 대하여

체질이라는 것이 왜 존재하는 것일까를 생각해볼 필요가 있다. 그리고 체질이 존재함으로써 어떠한 이점이 있는가도 생각해보아야 한다.

'과연 체질이 존재하는 것인가?'라고 하며 四象體質 자체에 의문을 가지거나 체질의 존재 자체를 회의적으로 생각하는 분들도 많이 계시기에 한번 논해보겠다.

일단 필자의 경험과 四象體質을 공부한 결과로 말해본다면 四象체질은 100퍼센트 존재하는 사실이다. 인간의 四象體質은 100퍼센트 존재한다. 단지 나를 포함하여 한의사분들이 그것을 제대로 사용하지 못하거나 체질을 정확하게 감별하지 못해서 四象體質의 존재를 의심하게 되는 것이다(필자는 내원하는 모든 환자의 체질을 감별하며 四象 처방만을 사용하고 있다).

체질의 존재 이유는 四端論에서 간략히 설명되기는 하지만 여기서 필자의 생각을 적어보기로 하겠다.

체질이 존재하는 이유는 남녀가 존재하는 이유와 비슷하다. 바로 氣의 효율적인 사용이라는 측면으로 볼 수 있다. 남녀의 존재는 능력의 분업이라는 측면에서 굉장히 효율적인 방법이다. 만약 남녀나 체질이 존재하지 않았다면 인간은 지금처럼 만물의 영장으로 발전하지는 못했을 것이다. 고등 생물일수록 남녀의 구분이 확실히 이루어진다. 무성생식을 하는 생물은 거의 대부분이 저등한 생물들이다.

쉽게 예를 들어보겠다. A, B, C, D 네 명의 학생이 영어와 수학 과목의 시험을 치른다고 하자. 이들은 가진 에너지가 각각 100으로 모두 같고, 에너지 1은 시험점수 1점에 해당한다.

시험 결과 사용된 에너지를 보면 A는 영어를 80점 받고 수학을 20점 받았으며, B는 수학을 80점 받고 영어를 20점 받았다. C, D는 둘 다 영어 50점, 수학 50점을 받았다. 그런데 두 명이 서로 모르는 것을 가르쳐주면서 같이 시험을 보게 하면 어떻게 될까? A, B는 둘 다 영어 80점, 수학 80점을 받을 수 있다. 반면 C, D는 같이 시험을 보게 하더라도 영어 50점, 수학 50점을 받게 된다. 장단점이 반대인 사람끼리 만나면 서로 보완하기 때문에 엄청난 시너지 효과를 거둘 수 있다는 이야기다.

인간 역시 만약 남녀가 존재하지 않고 한 사람이 스스로 임신도 할 수 있고 출산하여 아기를 돌보면서 일도 해야 된다면 종족이 제대로 보존되지 않았을 것이다. 여자는 임신을 해서 아기를 낳고 그 사이 남자는 여자와 아기를 보호하면서 일을 해 먹여 살리는 시스템인 것이다. 남자가 잘하는 것을 여자가 못하게 만들어놓고 남자가 못하는 것을 여자가 잘하게 만들어놓았다. 즉, 분업을 시켜놓은 것이다.

인간 사회의 물질문명이 발달한 가장 큰 이유는 산업혁명을 거치면서 분업이 더욱더 세밀하게 이루어졌기 때문이다. 분업이 이루어지면 氣를 효율적으로 사용할 수 있다.

체질 또한 마찬가지이다. 우리의 실제 사회생활에 해당하는 事務, 交遇, 黨與, 居處에서 太陽人은 交遇를 잘하고 黨與를 못한다. 반대로 少陰人은 交遇를 잘하지 못하고 黨與를 잘한다. 또 少陽人은 事務를 잘하고 居處를 잘 못하는데 太陰人은 반대로 居處를 잘하고 事務를 잘 못하게 되어 있다. 즉, 太陽人과 少陰人은 서로 잘하고 못하는 것이 마치 남녀처럼 반대로 되어 있다. 즉, 서로의 장단점을 보완하게끔 만들어진 것이다.

서로가 잘하고 못하는 것이 반대로 되어 있기 때문에 여러 체질이 모여서 일을 하거나 사회생활을 하면 더 큰 효율성과 시너지 효과를 얻을 수 있는 것이다. 실제로도 보면, 같은 체질끼리 모여서 일을 하면 많은 다툼이 생기거나 일이 잘 이루어지지 않는다. 다른 체질끼리 모여서 일을 하면 다툼도 잘 생기지 않고 일이 능률적으로 잘 이루어진다.

같은 체질끼리 결혼해서 사는 경우에도 많은 문제가 생기거나 臟腑의 기운이 소모된다. 반면 陰陽이 다른 체질끼리 결혼해서 사는 경우는 서로의 장단점이 보완되어 臟腑 에너지가 충족된다. 예를 들어 少陽人끼리 결혼해서 산다면 많은 다툼이 생긴다. 少陽人은 겉으로 이기는 걸 좋아한다. 실속보다 겉으로 보이는 모습을 중요시하는 성향을 가지고 있다. 또한 상승하는 火의 기운을 가지고 있기 때문에 사소한 일에도 화를 많이 내게 된다. 화를 많이 내기는 하지만 속으로 음흉하게 자신의 이익만을 생각하거나 하지는 않는다. 다만, 내가 화를 냈을 때 손해를 보더라도 그 화가 나는 것을 잘 참을 수가 없다. 이때 상대방이 화를 참는다면 큰 싸움이 일어나지 않는다. 그런데 한 명이 화를 냈을 때 다른 한 명이 이를 맞받아 같이 화를 내면 큰 싸움으로 번질 수 있다. 자신이 화를 냈을 때 상대방이 참지 않고 같이 화를 내면 더욱더 화가 나게 된다. 상대방에게 기분 나쁜 점이 있어 화를 낸 것인데 그쪽에서도 맞받아 화를 내면 처음에 기분 나쁘던 것에 상대방이 화를 냄으로써 기분 나쁜 것이 더해지기 때문에 더욱 기분이 나빠지고 다시 상대방에게 화를 내게 된다. 상대방 역시 마찬가지이다. 그쪽에서도 더욱더 화가 나서 더 큰 화를 내게 된다.

즉, 화를 잘 내는 두 명의 少陽人이 만나면 火라는 악순환이 생겨나게 된다. 별것도 아닌 일로 싸움을 시작하였다가 감정의 악순환에 빠져서 더 큰 화를 불러일으키게 된다. 少陽人들은 다른 체질보다 화를 잘 내는 성향을 가지고 있으며, 화를 냈을 때 다른 체질보다 몸이 더 많은 타격을 받게 되어 있다.

이런 少陽人들끼리 같이 살게 되면 별것 아닌 일로 많은 다툼이 일어나고 그러한 화가 화를 키우는 악순환에 빠질 위험이 크다. 또한 겉으로 이기는 것을 좋아하고 내실이 부족하기 때문에 많은 손해를 보게 된다. 少陽人끼리 부부가 된다면 겉치레에 치중하고 실속 없는 가정이 되기가 쉽다. 또한 少陽人 자체가 事務에 능하고 居處

에 부족한 체질이기 때문에 居處에 해당하는 가정에서의 악순환은 더욱더 커진다.

太陰人끼리 결혼을 하더라도 많은 다툼이 일어나게 된다. 太陰人은 겉으로 보이는 것보다는 실속을 중요하게 생각한다. 그렇기 때문에 참을성이 강한 편이다. 화를 잘 내지는 않는다. 하지만 자신이 손해를 본다는 생각이 들면 속으로 엄청난 스트레스를 받는다. 이러한 스트레스가 쌓이게 되면 순간적으로 폭발할 수 있는 체질이다.

太陰人은 손해 보는 것을 싫어한다. 만약 똑같은 성향의 사람들끼리 같이 생활하면 많은 문제가 일어난다. 둘이 같이 산다고 할 때 둘 중 한 명도 손해를 보지 않을 수는 없다. 만약 100이라는 일이 있다면 50대 50으로 똑같이 분배해서 한다는 것은 불가능하다. 반드시 한 명은 이익을 보게 되고 한 명은 손해를 보게 되어 있다. 그리고 만약 50대 50으로 정확하게 나누어서 일을 한다고 치더라도 太陰人들은 자신이 손해를 본다고 생각한다. 太陰人들은 조금이라도 이익을 보아야 되는 체질이다.

그러면 손해를 본다고 생각하는 사람이(두 명이 모두 太陰人이라고 한다면 둘 다 자신이 손해 본다고 생각할 수도 있다) 엄청난 스트레스를 받게 되어 자기 방어적으로 계산적인 행동을 하게 되고 다른 곳에서 이득을 보기를 원하게 된다. 그렇게 되면 다른 곳에서 상대방에게 손해를 끼치게 되고, 그쪽 상대방이 太陰人일 경우 그 역시 엄청난 스트레스를 받게 된다. 그 사람 또한 자신이 손해를 보고 있다는 생각을 하므로 다른 곳에서 이익을 만회하기를 바라게 되어 상대방에게 손해를 끼치게 된다.

이런 과정을 통해 少陽人과 마찬가지로 太陰人들도 욕심이라는 악순환에 빠진다. 욕심과 손해 보기 싫어하는 마음은 太陰人에게 엄청난 독으로 작용한다. 마치 臟腑를 칼로 베어내는 것과 같은 충격을 주는 것이다.

반면 少陽人과 太陰人이 만나면 장단점을 보완해주기 때문에 서로에게 많은 도움이 될 확률이 크다. 少陽人들은 실제적인 이익을 가장 중요하게 생각하지는 않는다. 또 太陰人들은 화를 잘 내지 않고, 자신이 손해를 많이 본다고 생각될 때나 화를 내도 손해 보는 것이 없다고 생각될 때 화를 낸다. 少陽人이 사소한 것으로 화를 내더라도 太陰人은 같이 화를 내지 않는다. 일단 참을성이 강하고 같이 화를 낸다고 해서 자신에게 득 될 것이 없다고 생각하기 때문이다. 그래서 少陽人이 화를 내더라도 큰 싸움으로 번지지 않는다. 손바닥은 마주쳐야 소리가 나는 법이므로, 한 명이 화를 내더라도 한 명이 참아버리면 악순환이 일어나지 않는 것이다.

太陰人들은 少陽人이 화를 내는 것을 잘 참아내고 인내할 수 있다. 그리고 少陽人이 화를 내는 것에 대해 그렇게 많이 기분 나쁘거나 참을 수 없는 정도라고 여기지 않는다. 太陰人이 참지 못할 정도의 스트레스는 상대방이 화를 내는 것이 아니라 자신에게 실질적인 손해를 끼칠 때 생긴다. 반대로 太陰人이 자신의 이익을 계산적으로 챙기더라도 少陽人은 그것을 잘 인지하지 못하거나 인지하더라도 정말 참을 수 없을 정도로 스트레스를 받지는 않는다. 少陽人은 자신이 손해를 보더라도 화를 내고 직선적으로 말을 하고 넘어가는 성격이다. 속으로 담아두지 않기 때문에 뒤에 더 큰 감정적인 싸움이 일어나지 않는다. 少陽人은 화를 내고 나면 그 일에 대한 스트레스가 어느 정도 없어진다. 즉, 손해를 보더라도 화 한 번 내면 풀리는 것이다.

요약하면 太陰人은 실질적인 이익을 보며 少陽人은 손해를 보게 되지만 少陽人은 그것을 아주 심각하게 생각하지 않는다. 반대로 少陽人이 太陰人에게 화를 내면 太陰人은 少陽人이 화를 내는 것을 모두 받아주며 그것을 굉장한 스트레스로 생각하지 않는다. 太陰人은 자신이 가장 중요하게 생각하는 실익을 보고 少陽人은 자신의 가장 큰 장단점인 감정적으로 화를 내는 것을 太陰人이 모두 받아주기 때문에 서로 불만이 없는 것이다.

인간은 精, 氣, 神, 血이라는 에너지를 가지고 있는데 이를 능률적이고 효율적으로 사용하기 위해서 체질이 존재하는 것이다. 인간은 더불어 살아가는 존재이다. 하지만 이러한 臟腑의 편차(능력의 편차)는 여러 사람이 더불어 살아갈 때에는 도움이 되지만 한 개체만 놓고 보았을 때에는 오히려 여러 문제를 야기한다. 균형을 깨뜨려놓음으로써 불완전한 인간이 되는 것이다. 상대적으로 少陽人은 腎의 精이 부족해지고 太陽人은 肝의 血이 부족해지며 太陰人은 肺의 神이, 少陰人은 脾의 氣가 부족하게 타고나게 된다. 그래서 이로 인하여 여러 가지 병이 생기는 것이다.

四象醫學은 한 개체에서 무너진 균형을 바로잡아 좀 더 나은 성인의 삶을 추구하는 인간 중심의 의학이다.

<<<<<<<<<<<<<<<<<<<<<<

人稟臟理 有四不同
肺大而肝小者 名曰 太陽人
肝大而肺小者 名曰 太陰人
脾大而腎小者 名曰 少陽人
腎大而脾小者 名曰 少陰人

사람의 내려받은 장의 이치에는 네 가지 다른 점이 있다.
폐가 크고 간이 작은 사람을 태양인이라고 명(정의)한다.
간이 크고 폐가 작은 사람을 태음인이라고 명(정의)한다.
비가 크고 신이 작은 사람을 소양인이라고 명(정의)한다.
신이 크고 비가 작은 사람을 소음인이라고 명(정의)한다.

人趨心慾 有四不同
棄禮而放縱者 名曰 鄙人
棄義而偸逸者 名曰 懦人
棄智而飾私者 名曰 薄人
棄仁而極慾者 名曰 貪人

사람의 욕심의 쏠림에는 네 가지 다른 점이 있다.
예를 버리고 방종하는 사람을 비인이라 명한다.
의를 버리고 안일한 일만을 하는 사람을 나인이라 명한다.

지를 버리고 사사로운 일만 꾸미는 사람을 박인이라 명한다.
인을 버리고 극히 욕심만을 바라는 자를 탐인이라 명한다.

이제부터 사람들의 공통점이 아닌 차이점, 즉 체질에 대해서 이야기하기 시작한다. 먼저 太陽人과 太陰人, 少陽人과 少陰人의 차이에 대하여 정의를 내린다. 肺大肝小한 사람을 太陽人이라 정의 내리고 반대로 肝大肺小한 사람은 太陰人이라고 정의를 내렸다. 脾大腎小한 사람을 少陽人이라 정의 내리고 반대로 腎大脾小한 사람을 少陰人이라 정의 내렸다.

醫源論에 보면 다음과 같은 부분이 있다.

原書中 張仲景所論 太陽病 少陽病 陽明病 太陰病 少陰病 厥陰病 以病證名目而 論之
余所論 太陽人 少陽人 太陰人 少陰人 以人物名目而論之也
二者 不可混看 又不可厭煩然後 可以探其根株而 採其枝葉也

책 중에 장중경이 말한 태양병, 소양병, 양명병, 태음병, 소음병, 궐음병은 병증으로 이름을 달아놓은 것이고 내가 논한 태양인, 소양인, 태음인, 소음인은 인물로써 이름을 달아놓은 것이다. 이 둘을 섞어서 보지 말아야 하며 싫증내거나 번거로이 여기지 않고 그 뿌리와 줄기를 탐구하면 그 가지와 잎을 딸 수 있을 것이다.

즉 太陽人, 少陽人, 少陰人, 太陰人은 기존 한의학에 있던 三陰,

三陽의 변증과는 전혀 상관없는 이름이다. 이를 서로 혼동하여 생각하면 안 된다. 太陽人, 少陽人, 太陰人, 少陰人은 전혀 새로운 단어이며 새롭게 정의 내려진다. 이 문장은 이러한 새로운 단어인 체질에 대하여 정의를 내리는 부분이다.

人趨心慾이라 하였다. 여기서 '趨'라는 단어를 사용하였는데, 四象體質이란 균형이 깨어져 쏠림으로 인하여 나타나는 것이기 때문이다. 臟腑의 쏠림은 마음의 쏠림과 같으며 형상의 쏠림과도 같다.

이 문장에서 한 번 더 생각해보아야 할 점은 四象人에 대한 정의를 臟腑의 이치로 정의하면서 바로 옆에 인간의 마음에 대해 적어놓았다는 것이다. 『東醫壽世保元』은 내용은 짧지만 함축된 의미가 많으며 특히 그 글의 순서나 편차에서 치밀하게 계산된 책이다. 한 문장이라도 대충 적은 문장이 없으며 앞뒤가 치밀하게 계산되어 서술되어 있다. 이 부분도 마찬가지로 臟腑의 이치와 마음의 이치는 같기 때문에 四象人의 臟腑 大小에 대해 말하면서 인간 마음의 쏠림에 대해 적어놓은 것이다. 이는 臟腑論 편에서 자세히 설명할 것이다. 臟腑의 이치와 마음의 이치가 같다는 것은 어떻게 보면 四象醫學의 대전제이다. 이러한 이론은 四象醫學에서 처음 나오는 것이 아니라 기존 한의학에도 있었다. 그렇지만 四象醫學은 이러한 이치를 더욱더 정밀하게 알아냈으며 임상에 그대로 적용시켰다.

太陽之人 雖好爲雄 亦或宜雌 若全好爲雄則 放縱之心 必過也

少陰之人 雖好爲雌 亦或宜雄 若全好爲雌則 偸逸之心 必過也

少陽之人 雖好外勝 亦宜內守 若全好外勝則 偏私之心 必過也
太陰之人 雖好內守 亦宜外勝 若全好內守則 物欲之心 必過也)

—「의원론」

여기서 鄙人은 太陽人과 연결되며 懦人은 少陰人과 연결된다. 薄人은 少陽人과 연결되며 貪人은 太陰人과 연결된다.

四象醫學은 陰陽 균형의 학문이다. 균형이 맞으면 건강한 삶이고 균형이 깨어질수록, 즉 치우치고 쏠림이 심할수록 마음과 몸에 병이 생긴다고 본다. 이에 대해서는 뒤에서 자세히 설명하도록 하겠다.

五臟之心 中央之太極也 五臟之肺脾肝腎 四維之四象也
中央之太極 聖人之太極 高出於衆人之太極也
四維之四象 聖人之四象 旁通於衆人之四象也

오장의 심은 중앙의 태극이다. 오장의 폐비간신은 네 군데에 매여 있는 사상이다.

중앙의 태극은 성인의 태극이 범인의 태극보다 높이 솟아 있다.

네 군데에 매여 있는 사상은 성인의 사상이 범인의 사상보다 널리 통한다.

心이 중앙의 太極이며 肺脾肝腎이 四維의 四象이 된다. 여기서 중앙이라는 개념이 중요하다. 중앙이라는 것은 치우침이 없는 곳이다. 四象醫學에서는 陰陽의 치우침이 인간에게 병이 생기는 가장 큰 이유로 보고 있다. 四象醫學에서는 몸과 마음은 같다고 보기 때문에 마음의 병이 곧 몸의 병이고 몸의 병이 곧 마음의 병이다.

중앙이라는 곳은 치우침이 없는 곳이지만 四維之四象은 중심이 아니기 때문에 반드시 치우침이 있게 된다. 성인은 四象의 치우침이 범인들보다 훨씬 덜한 사람이다. 이는 치우침이 없는 중앙의 太極이 높이 솟아 있기 때문이다. 四象의 치우침이 거의 없기 때문에 범인의 四象보다 널리 통하는 것이다. 바꿔 말하면, 널리 통하기 위해서는 치우침이 없어야 한다.

心은 중앙에 존재한다. 중앙이란 치우침이 없는 곳을 말한다. 心은 이렇듯 중앙에 위치하기 때문에 체질을 논할 때 대, 소의 개념을 두어 편차를 말하지 않았다. 형상과 위치가 곧 氣이다. 중앙에 위치한다는 말은 치우침이 없는 氣를 말한다.

> 太極之心 中央之心也
>
> 心身之心 兩儀之心也
>
> 事物心身之心 四象之心也
>
> —『格致藁』 反誠箴 太極

성인은 치우침이 없는 사람이기 때문에 보통 사람들의 心보다 훨씬 높이 솟아 있다. 心이 높이 솟을수록 四象의 치우침이 덜하게 된다. 중심이 튼튼하고 높을수록 균형이 맞게 되는 이치이다.

여기서 心이란 해부학적 心臟을 말하는 것은 아니다. 중앙에 위치하는 치우침이 없는 마음과 氣를 心이라는 단어로 표현한 것이다.

太少陰陽之臟局短長 四不同中 有一大同 天理之變化也 聖人與衆人一同也

鄙薄貪懦之心地淸濁 四不同中 有萬不同 人欲之闊狹也 聖人與衆人萬殊也

태소음양(태음인, 태양인, 소음인, 소양인)의 장기의 길고 짧음은 네 가지 같지 않은 중에 크게 같은 것이 하나 있는데 하늘의 이치의 변화는 성인이나 범인이나 모두 하나로 같다.

비박탐나의 마음의 청탁은 네 가지 같지 않음 중에 만 가지로 다른 것이 있으니 인간 욕심의 넓고 좁음은 성인과 범인이 만 가지로 다른 것이다.

太陽人, 太陰人, 少陽人, 少陰人은 臟腑의 大小가 다르지만 한 가지 크게 같다는 말은 臟腑의 大小는 다르지만 모든 체질은 肺脾肝腎을 모두 가지고 있으며 好善하고 惡惡하는 마음은 太少陰陽人이 모두 같다는 것이다.

크게 같은 점은 性命論에서 다루어진 모든 내용이다. 性命論에 나오는 내용은 모든 체질에 해당한다. 즉 天時, 世會, 人倫, 地方, 事務, 交遇, 黨與, 居處는 모든 체질에 공통적으로 적용되며 知行論 또한 모든 체질에 공통적으로 적용되는 법칙이다. 단지 체질마다 각기 臟腑의 大小 편차가 있어 네 가지로 다를 뿐이다.

性命論에서 나왔듯이 天理의 변화는 성인이나 범인이나 모두 똑같다. 단지 知行의 차이일 뿐이다. 性命論에 보면 好善하고 惡惡하기 때문에 모든 사람은 성인이 될 수 있다고 하였다. 성인이나 범인이나 天理의 변화는 똑같다는 것도 이와 비슷한 말이다.

여기서 天理는 우리 인간을 둘러싼 환경의 의미로 해석할 수도 있다. 범인이나 성인이나 주위 환경은 모두 같다. 같은 하늘, 같은 땅위에 서 있는 것이다. 범인의 머리에만 비가 오고 성인의 머리에만 햇빛이 비치는 것은 아니다.

四象은 太極에서 나온 것이다. 太極은 하나로 같다.

> 易曰易有太極 是生兩儀 兩儀生四象
>
> —『格致藁』反誠箴 太極

鄙薄貪懦의 마음은 체질마다 각기 다르며 또한 모든 사람이 서로 다르다. 이 세상에는 한 사람이라도 같은 사람이 없다. 만 명이 있으면 만 명이 모두 생각하는 것이 다르다. 사람 욕심의 넓고 좁음은 사람마다 모두 제각각이며 한 명이라도 같은 사람은 없다.

여기서는 '人慾'이라는 단어가 사용된다. 밑에 문장에서는 人慾이라 하여 '人' 자가 쓰이고 위 문장에서는 天理라 하여 '天' 자가 쓰였다.

天이란 우리를 둘러싼 환경이라고 생각할 수 있다. 이러한 환경은 같은 지역에 사는 모든 사람에게 똑같이 적용되므로 크게 같은 것이고, 사람의 마음은 만 명이 있으면 만 명이 모두 다르다. 즉, 天은 하나로 같고 人은 만 가지로 다르다.

> 太少陰陽之短長變化 一同之中 有四偏 聖人 所以希天也
> 鄙薄貪懦之淸濁闊狹 萬殊之中 有一同 衆人 所以希聖也

> 태소음양(태음인, 태양인, 소양인, 소음인)의 길고 짧은 변화는 한 가지로 같은 중에 네 가지로 치우침(체질)이 있으니 성인이 하늘을 바라는 까닭이다.
>
> 비박탐나의 맑고 탁함 넓고 좁음은 만 가지로 다른 중에 한 가지로 같은 것이 있으니 범인이 성인을 바라는 까닭이다.

性命論에서 나왔듯이 모든 사람은 好善, 惡惡하며 知와 行이 있다. 또한 중앙의 心과 肺脾肝腎은 모든 체질에 존재하는 한 가지 크게 같은 것이다.

하지만 이 중 치우침이 있어 네 가지 체질이 존재하게 되는데 이러한 치우침을 성인이 경계한다는 것이다.

鄙薄貪懦는 모든 사람이 다르다. 하지만 모든 사람은 또한 같은 天理의 변화 속에 있기 때문에 모든 사람은 성인이 될 수 있다. 그러므로 범인들이 성인을 바랄 수 있는 것이다. 이 부분은 性命論에 자세히 설명되어 있다.

聖人之臟 四端也 衆人之臟 四端也

以聖人之一四端之臟 處於衆人萬四端之中 聖人者 衆人之所樂也

聖人之心 無慾也 衆人之心 有慾也

以聖人之一無慾之心 處於衆人萬有慾之中 衆人者 聖人之所憂也

성인의 장도 사단이며 보통 사람들의 장도 사단이다.

성인은 한 가지 사단의 장으로 범인의 만 가지로 다른 사단 중에 있으니 성인은 보통 사람들이 즐거워하는 바이다.

성인의 마음에는 욕심이 없다. 보통 사람의 마음에는 욕심이 있다.

성인의 한 가지 욕심 없는 마음으로 보통 사람들의 만 가지 욕심 있는 중에 머무르니 보통 사람은 성인이 근심하는 바이다.

성인이나 일반 사람이나 모두 肺脾肝腎, 耳目鼻口를 가지고 있다. 성인이나 일반인이나 다를 것이 없는 것이다. 그런데 성인이 되지 못하는 것은 知와 行이 제대로 되지 못하기 때문이다. 驕矜伐夸와 奪侈懶竊 때문인데 성인은 일반인과 같은 四端의 臟이지만 存其心 養其性하였기에 성인이 된 것이고 이는 범인들이 즐거워하는 바인 것이다. 그리고 성인에겐 욕심이 없지만 범인에겐 욕심이 많은데, 이는 성인이 근심하는 바이다.

然則 天下衆人之臟理 亦皆聖人之臟理而 才能 亦皆 聖人之才能也

以肺脾肝腎聖人之才能而 自言曰 我無才能云者 豈才能之罪哉 心之罪也

이러한 연유로 천하 보통 사람들의 장부 이치 역시 성인의 장부 이치와 같으며 재능 역시 모두 성인의 재능과 같다.

폐비간신에 성인의 재능을 가지고서 스스로 나는 재능이 없다고 말하는 것은 재능의 죄가 아니라 마음의 죄이다.

모든 사람은 성인이 될 수 있는데 왜 그렇게 하지 않느냐를 『東醫壽世保元』을 통하여 責하고 있다. 성인이나 일반인이나 臟腑가 크게 다른 것은 아니다. 모두 같은 五臟六腑를 가지고 있고 같은 눈, 같은 입, 같은 코, 같은 귀를 가지고 있다. 단지 그 마음과 지식과 행동이 다를 뿐이다.

우리의 지식과 마음과 행동은 바꿀 수 있는 것들이다. 지식은 배우면 되는 것이고 마음 또한 충분히 바꿀 수 있다. 지식과 마음의 결과로 나타나는 행동 또한 바꿀 수 있는 것이다. 우리의 운명을 정하는 것은 모두가 유동적이며 바꿀 수 있는 것들로 이루어져 있다. 운명이란 행동이며, 행동은 나의 지식과 마음에 따라 나타나는 것들이다.

아무리 어려운 환경에 태어났다고 하더라도 마음과 행동을 바르게 한다면 훌륭한 운명을 살 수 있다. 하지만 아무리 좋은 환경에 태어났다고 하더라도 마음과 행동이 바르지 못하다면 좋은 운명을 살 수 없다. 이러한 예는 무수히 찾아볼 수 있다.

우리는 그러한 성인들의 행동을 존경하는 것이지 그들의 재능을 존경하는 것이 아니다. 세종대왕이나 이순신 장군이 존경받는 이유는 바로 그분들의 뛰어난 행동 때문이다. 그분들의 재능을 존경하는 것이 아니다. 아무리 천재적인 재능을 타고났다 하더라도 행동과 생각이 바르지 못하면 성인과 같은 존경을 받을 수 없다.

四象醫學은 모든 것을 정하는 것은 타고난 것이 아니라 자기 자신이라고 파악하고 있다. 만약 나는 타고난 재능이 부족하여 성인이 될 수 없다고 생각한다면 그러한 생각 자체를 바꾸어야 한다. 그러한 생각 자체가 좋지 못한 행동을 하게 만들고 좋지 못한 행동은 불행을 가져다 준다.

以肺脾肝腎聖人之才能而 自言曰 我無才能云者 豈才能之罪哉 心之罪也

이 문장은『東醫壽世保元』에서 정말 중요한 문장이다. 李濟馬 선생님이 가장 하고자 하는 말 중에 하나라고 생각된다.

운명은 타고난 것이 아니라 만들어가는 것이다. 성인은 타고나는 것이 아니라 끊임없이 자신의 마음과 행동을 責하여 올바른 지식과 마음 그리고 행동의 결과로 성인이 된 것이다.

四象醫學에서 인간의 운명이란 정해져 있는 것이 아니다. 노력 여하에 따라 얼마든지 변하는 것이 운명이다.

浩然之氣 出於肺脾肝腎 浩然之理 出於心

仁義禮智四臟之氣 擴而充之則 浩然之氣 出於此也

鄙薄貪懦一心之慾 明而辨之則 浩然之理 出於此也

호연지기는 폐비간신에서 나오고 호연지리는 심에서 나온다.

인의예지 사장의 기가 넓게 충만되면 호연지기가 거기서 나오게 된다.

비박탐나의 한 마음의 욕심이 명백히 밝혀지면 호연지리가 여기서 나오게 된다.

理는 氣에 비해 형이상의 개념이다. 肺脾肝腎은 장기를 포괄하는 개념이기 때문에 氣라는 단어를 사용하였고, 心은 마음과 관련되어 있기 때문에 형이상의 개념인 理라는 단어를 사용하였다.

仁義禮智의 四臟之氣라고 하여 四臟이라는 단어가 浩然之氣와 연결되며, 鄙薄貪懦의 一心之慾이라고 하여 마음과 관련된 단어가 浩然之理와 연결된다.

仁義禮智 四臟之氣에서는 仁義禮智와 四臟의 氣를 연결하여 말하고 있다. 이는 四象醫學에만 나타나는 독특한 학문적 관점이다. 四象醫學은 인간의 마음과 지식, 행동을 인간의 장기와 연결하여 설명하고 있다. 四象醫學은 인간의 마음의 움직임에 따라 인간의 장기가 어떻게 반응하고 변화하는지를 밝혀놓은 학문이다. 인간의 몸과 마음의 관계를 밝혀놓은 것이다. 이에 대해서는 뒤에 나오는 臟腑論에서 더 자세히 설명된다.

聖人之心 無慾云者 非淸淨寂滅 如老佛之無慾也
聖人之心 深憂天下之不治故 非但無慾也 亦未暇及於一己之慾也
深憂天下之不治而 未暇及於一己之慾者 必學不厭而 敎不倦也
學不厭而 敎不倦者 卽 聖人之無慾也
毫有一己之慾則 非堯舜之心也 暫無天下之憂則 非孔孟之心也

성인의 마음에 욕심이 없다는 말은 청정하고 적멸하여 노자나 부처처럼 욕심 없음을 말하는 것이 아니다.

성인의 마음은 천하가 바르게 다스려지지 않는 것을 깊이 근심하여 다만 욕심이 없을 뿐만 아니라 또한 자기 자신의 욕심에 마음을 둘 겨를이 없는 것이다.

천하가 바르게 다스려지지 않는 것을 깊이 근심하고 자기 자신의 욕심에 마음을 둘 겨를이 없는 사람은 반드시 배움에 싫증을 내지 않으며 가르치는 것을 게을리하지 않는다.

배움에 싫증 내지 않고 가르치는 것을 게을리하지 않는 것이 성인의 욕심 없음이다.

털끝만큼이라도 자기 자신에게 욕심이 있는 것은 요순의 마음이 아니다.

잠시라도 천하를 근심하는 마음이 없다면 공자 맹자의 마음이 아니다.

李濟馬의 성인은 道家의 신선이나 부처의 무욕과 같이 마음을 비우고 욕심을 버리는 것을 말하지 않는다. 道家의 신선은 자기 자신의 마음을 깨끗이 하고 비우는 데 있다. 세상사에 관여하는 것 또한 욕심이나 번뇌로 보기 때문에 세상사에도 관여하지 않는다. 자기 자신의 몸과 마음의 깨끗한 면을 추구하였다고 볼 수 있다.

하지만 李濟馬 선생님은 자기 자신에게 욕심 없음을 중요시하기도 하지만 동시에 다른 사람의 잘못된 점이나 다른 사람의 고쳐야 할 점, 사회의 잘못된 점에 대해서 적극적으로 나서는 사람을 성인으로 보았다. 자신의 능력을 자신을 위해서 사용하는 것이 아니라 다른 사람들, 다른 사회 구성원을 위해 사용하고 헌신하는 사람을 성인으로 본 것이다.

道家와 다르게 사회에 적극적으로 참여하는 사람을 성인이라 인식한 이유에는 사실 깊은 뜻이 있다. 『東醫壽世保元』은 體質醫學이다. 앞에서도 얘기했지만 더불어 살아갈 때 체질이라는 臟腑의 편차가 氣의 사용을 훨씬 능률적으로 만들기 때문에 체질이 존재한다. 즉, 체질이란 다른 사람들과 더불어 살아가기 위해 존재하는 것이다. 인간이란 혼자 살라고 만들어진 동물이 아니라 더불어 살아갈 때 훨씬 많은 힘을 낼 수 있는 동물로 만들어졌다는 말이다.

그러하기에 이러한 체질을 가지고 있는 인간이 사회에 관여하지 않음을 추구하는 道家와 같은 욕심 없음은 四象體質의 창시자인 李濟馬 선생님의 생각과는 다를 수밖에 없는 것이다.

太陽人 哀性遠散而 怒情促急. 哀性遠散則 氣注肺而 肺益盛. 怒情促急則 氣激肝而 肝益削. 太陽之臟局 所以成形於肺大肝小也.

少陽人 怒性宏抱而 哀情促急. 怒性宏抱則 氣注脾而 脾益盛. 哀情

促急則 氣激腎而 腎益削. 少陽之臟局 所以成形於脾大腎小也.

太陰人 喜性廣張而 樂情促急. 喜性廣張則 氣注肝而 肝益盛. 樂情促急則 氣激肺而 肺益削. 太陰之臟局 所以成形於肝大肺小也.

少陰人 樂性深確而 喜情促急. 樂性深確則 氣注腎而 腎益盛. 喜情促急則 氣激脾而 脾益削. 少陰之臟局 所以成形於腎大脾小也.

태양인의 애성은 넓게 흩어지고 노정은 촉급하다. 애성이 넓게 흩어지면 기가 폐로 흘러들어가 폐가 더욱 성해진다. 노정이 촉급해지면 기가 간을 치게 되어 간이 더욱 깎이게 된다. 태양인의 장국이 이러한 까닭으로 폐대간소한 형체를 이루게 된다.

소양인의 노성은 넓게 품으며 애정은 촉급하다. 노성이 넓게 품게 되면 기가 비로 흘러들어가 비가 더욱 성해진다. 애정이 촉급해지면 기가 신을 치게 되어 신이 더욱 깎이게 된다. 소양인의 장국이 이러한 까닭으로 신대비소한 형체를 이루게 된다.

태음인의 희성은 넓게 커지며 낙정은 촉급하다. 희성이 넓게 커지면 기가 간으로 흘러들어가 간이 더욱 성해진다. 낙정이 촉급해지면 기가 폐를 치게 되어 폐가 더욱 깎이게 된다. 태음인의 장국이 이러한 까닭으로 간대폐소한 형체를 이루게 된다.

소음인의 락성은 깊고 견고하며 희정은 촉급하다. 낙성이 깊고 견고해지면 기가 신으로 흘러들어가 신이 더욱 성해진다. 희정이 촉급해지면 기가 비를 치게 되어 비가 더욱 깎이게 된다. 소음인의 장국이 이러한 까닭으로 신대비소한 형체를 이루게 된다.

四象體質의 臟腑 편차가 이루어지는 과정을 설명하였다. 여기서 性이란 擴充論에 나오겠지만 耳目鼻口로 듣고 보고 냄새 맡고 맛보는 것을 말한다. 그리고 情이란 희로애락의 감정이 겉으로 드러나는 것을 말한다. 上焦의 肺脾는 모두 陽으로 상성, 즉 서로 도와주는 역할을 한다. 肝腎은 음적인 臟腑로서 서로 도와주는 역할을 한다. 상생 관계라고도 할 수 있다(五行의 상생, 상극과는 다른 개념이다). 뒤에 나오지만 性이 極하면 情이 동하게 된다.

哀性은 怒情을 동하게 하고 怒性은 哀情을 동하게 한다. 喜性은 樂情을 동하게 하고 樂性은 喜情을 동하게 한다. 哀怒는 서로가 상성하며 喜樂은 相補한다. 이러한 상성 相補 관계는 일상생활에서도 충분히 느낄 수 있다.

슬픈 감정이 극에 달하면 화가 나고, 화가 너무 심하게 나면 슬퍼서 눈물이 난다. 喜의 마음이 심해지면 樂해지고 樂의 마음이 심해지면 喜의 마음으로 변하는 것을 느낄 수 있다. 즉, 哀怒와 喜樂은 상생하며 극에 달하면 서로 변화하게 된다.

하지만 이러한 상생, 相補의 관계는 五行의 상생과는 전혀 다른 개념이다. 五行의 상생은 원을 그리며 순환하는 변화의 법칙이다. 木生火, 火生土, 土生金, 金生水, 水生木, 다시 木生火로 순환하는 법칙인 것이다.

四象醫學에서는 이러한 원을 그리는 순환하는 五行의 개념이 들어가지 않는다. 陽의 기운이 강해지면 陰의 기운을 다치게 하고, 陰의 기운이 과해지면 陽의 기운을 다치게 한다. 마치 시소의 양 끝처럼 하나의 기운이 강해지면 그와 반대되는 기운이 약해지는 것이다. 情이란 性이 극에 달하여 변한 것으로 과도한 기운이다. 하나의 기운이 과하면 그에 반대되는 기운을 다치게 한다. 예를 들면 적당히 事務를 행하는 것은 괜찮지만 事務를 과도하게 한다면 집안일에 소홀해지고 집안에 반드시 문제가 생긴다. 가정을 돌보지 않고 사회생활에만 너무 열중한다면 반드시 그와 상대되는 가정에 문제가 생기는 것이다. 少陽人과 太陽人은 陽의 기운이 강하기 때문에 事務와 交友에 너무 많은 에너지를 사용하여 陰의 에너지가 필요한 黨與와 居處에 소홀하게 된다.

또한 이 문장에서 중요한 점은 희로애락의 性情과 그 氣가 일치하는 臟腑의 부위가 있다는 것이다. 즉 감정과 氣, 형상이 일치한다는 것이다. 다시 강조하지만 마음과 氣, 형상이 모두 일치하며 같이 움직인다는 것이 四象醫學의 핵심이다.

이 내용은 뒤에 또 나오므로 그때 자세히 설명하겠다.

肺氣 直而伸 脾氣 栗而包 肝氣 寬而緩 腎氣 溫而蓄

폐기는 곧게 편다. 비기는 단단하게 꾸린다. 간기는 너그럽게 늦춘다. 신기는 따뜻하게 쌓는다.

肺脾肝腎의 기운을 설명한 글이다. 여기서 중요한 점은 肺氣와 腎氣가 서로 반대 관계를 이루며 脾氣와 肝氣가 서로 반대 관계를 이룬다는 것이다. 脾氣는 栗而包하는데 단단하게 꾸린다는 말로 寬而緩과는 상대가 되는 말이다. 즉, 栗而包하면 당연히 寬而緩하는 기운이 약해진다. 반대로 寬而緩하면 栗而包하는 기운이 약해진다.

이 문장에 보면 太陽人의 怒情이 促急해지면(怒는 脾에 해당하며 栗而包한다) 包하는 기운이 강해져서 寬而緩하는 肝의 기운을 약하게 만든다. 少陽人의 哀情이 促急해지면(哀는 肺에 해당하며 直而伸한다) 곧게 뻗어나가서 따뜻하게 쌓는 기운이 약해진다. 太陰人의 樂情이 促急해지면(樂情은 腎에 해당하며 溫而畜한다) 곧게 펴는 기운이 약해진다. 少陰人의 喜情이 促急해지면(喜情은 肝에 해당하며 寬而緩한다) 단단하게 꾸리는 기운이 약해진다.

肺脾肝腎이 이렇게 움직이는 이유는 臟腑論에서 설명된다.

肺以呼 肝以吸 肝肺者 呼吸氣液之門戶也
脾以納 腎以出 腎脾者 出納水穀之府庫也

폐는 내쉬고 간은 흡수한다. 간과 폐는 흡수하고 내뿜는 기액의 문호이다.

비는 받아들이고 신은 배출한다. 비와 신은 받아들이고 배출하는 수곡의 창고이다.

四象體質의 핵심 生理를 적어놓은 부분이다. 가장 중요한 내용으로 반드시 기억하고 있어야 한다.

呼氣가 강해지면 吸氣가 약해지고 吸氣가 강해지면 呼氣가 약해진다. 納하는 기운이 강해지면 出하는 기운이 약해지고 出하는 기운이 강해지면 納하는 기운이 약해진다.

이처럼 臟腑들이 서로 반대 관계를 가지기 때문에 체질이라는 것이 존재한다. 太陽人과 太陰人은 氣液의 호흡에 문제가 있어서 병이 생기며, 少陽人과 少陰人은 水穀의 出納에 문제가 있어서 병이 생긴다.

太陽人은 氣液의 呼 작용이 강한 체질이고 반대로 納 작용이 약한 체질이다. 太陰人은 氣液의 吸 작용이 강한 체질이고 반대로 呼 작용이 약한 체질이다. 少陽人은 水穀의 納하는 기운이 강한 체질이고 반대로 出하는 기운이 약한 체질이다. 少陰人의 水穀의 出하는 기운이 강한 체질이고 반대로 納하는 기운이 약한 체질이다.

哀氣 直升 怒氣 橫升 喜氣 放降 樂氣 陷降

애기는 곧게 올라간다. 노기는 비스듬히 올라간다. 희기는 비스듬히 내려간다. 락기는 빠지듯이 하강한다.

희로애락의 마음과 그러한 마음에 따른 氣의 움직임을 연결하여 밝혀놓은 문장이다. 四象醫學은 마음과 기운이 같이 움직인다고 파악하고 있다. 즉, 그 마음에 그 氣이다. 이 문장은 우리의 마음과 그러한 마음에 해당하는 氣의 흐름을 밝혀놓은 것으로 정말 중요하다.

마음과 氣가 같이 움직인다는 것은 우리가 일상생활에서 항상 경험하는 것들이다. 화가 나면 당연히 열이 나며 얼굴이 붉어지거나 근육에 힘이 들어가는 등의 신체적 기운의 변화가 나타난다. 반대로 기뻐하거나 즐거워하면 기운이 이완되며 상기됐던 기운이 내려간다. 아마 대부분 이런 경험을 해보았을 것이다. 마음과 우리 몸의 상관관계는 서양의학에서도 이미 많이 밝혀져 있다.

哀와 怒는 陽의 기운으로 당연히 상승하는 기운이며 喜와 樂은 陰의 기운으로 당연히 하강하는 기운이다. 陽은 상승하고 陰은 하강하는 것은 자연의 기본 법칙이다.

哀氣는 直升하고 樂氣는 陷降한다. 여기서 直升과 陷降이 반대 기운이다. 怒氣는 橫升하고 喜氣는 放降한다. 여기서 橫升과 放降이 반대 기운이다. 哀怒의 氣는 상승하고 반대로 喜樂의 氣는 하강한다. 哀氣가 直升하면(哀情이 促急해지면) 陷降하는 樂氣를 당연히 공격하게 된다. 直升하는 기운이 강해지면 陷降하는 기운은 약해지는 것이다.

少陽人의 경우 哀情이 促急하여 腎을 공격하는 이유가 이와 같다. 哀情이 促急해지면 기운이 直升하게 되는데, 그러면 반대되는 陷降하는(腎의 樂氣) 기운이 약해진다. 반대로 樂氣가 陷降하면(樂情이 促急하면) 直升하는 哀氣를 공격하게 된다. 陷降하게 되면 直升하는 기운이 약해지는 것이다.

太陰人의 경우 樂情이 促急하여 肺를 공격하는 이유가 이와 같다. 樂情이 促急해지면 기운이 陷降하는데, 그러면 반대되는 直升

하는(肺의 哀氣) 기운이 약해진다. 怒氣의 橫升과 喜氣의 放降(비스듬히 하강한다) 또한 마찬가지이다. 이 문장은 臟腑論에서 다시 나오므로 그때 설명하도록 하겠다.

『東醫壽世保元』은 앞뒤의 내용이 절묘하게 맞아떨어진다. 하나의 생각으로 일맥상통하게 적어놓은 책인 것이다. 다른 한의학 서적에 비해서 마치 수학의 공식처럼 굉장히 논리적인 글이라 할 수 있다.

여기서 한 가지만 더 짚고 넘어가자. 哀氣는 왜 直升할까? 여기에 대해서 臟腑論에 설명이 나오는데, 肺에 해당하는 胃脘이 입과 통해 있는 까닭이라고 되어 있다. 이는 四象醫學이 몸과 마음과 氣가 똑같다고 보기 때문이다.

形則氣이며 形과 氣가 곧 마음이다. 몸과 마음과 氣는 모두 같다. 이는 四象醫學만의 독특한 이론은 아니다. 관상의 원리기도 하고 기존 한의학에 존재하는 핵심 개념이다. 이를 李濟馬 선생님이 體質醫學을 정립하는 데 적극 활용하고 四象醫學의 핵심 이론으로 활용하고 있다.

그 형상에 그 氣이다. 예를 들면 四象醫學에서 사람의 가슴은 怒의 마음이 모이는 곳이다. 怒의 마음이 강해지면 거기에 해당하는 가슴의 형상이 발달하게 된다. 怒라는 것은 상승하는 기운이다. 怒의 마음이 강해지면 상승하는 氣가 생긴다. 상승하는 기운이 강해지면 그러한 기운이 모이는 곳인 가슴이 발달하거나 강해진다. 즉 脾大腎小한 少陽人은 怒라는 마음과 상승하는 氣와 가슴의 발달이라는 형상 이 세 가지가 모두 일치하게 된다.

입과 통해 있다는 형상을 보고 거기에 해당하는 氣와 마음을 유추해낼 수 있다. 少陽人은 가슴 부위가 발달하고 엉덩이 부위가 약하다는 형상의 특징이 있는데 이를 보고 상승하는 기운이 있다는 것과 哀怒의 감정이 풍부하다는 것을 유추해낼 수 있어야 한다.

四象醫學은 사람을 판단할 때, 즉 체질을 감별할 때 그 사람의 마음과 체형(형상)과 기운을 같이 본다. 마음과 형상과 氣가 같다고 보기 때문이다. 그러므로 四象醫學에서 性情의 변화와 그 기운을 이해하기 위해서는 반드시 사람의 형상을 연구하여야 한다.

耳目鼻口의 생김새와 四象人의 生理는 일치한다. 耳目鼻口의 생김새는 性과 관련이 있다. 그리고 우리의 몸통은 情의 변화와 일치한다. 李濟馬 선생님은 耳目鼻口의 생김새를 性의 生理와 일치시켰으며 우리 몸통의 형상을 情의 변화와 관련하여 설명하였다.

性과 情의 변화에 차이가 있는 것은 우리 얼굴에 있는 耳目鼻口와 우리 몸통의 형상이 다르기 때문이다. 즉, 耳目鼻口의 氣와 우리 몸통의 氣에는 차이가 있다. 그것이 바로 性과 情의 차이이다. 耳目鼻口의 형상을 보면 四象體質의 生理가 그대로 담겨 있다. 우리 몸통보다 얼굴이 우주의 법칙에 근접해 있는데, 이에 대해서는 다음에 機會가 되면 설명하도록 하겠다.

肺脾肝腎에서 情의 변화는 性의 변화와는 달라지는데 情의 변화로 가면 肺와 腎, 脾와 肝이 서로 반대 관계가 된다. 情의 변화에 들어가면 肺大肝小한 太陽人과 전혀 상관없을 것 같은 脾와 肝의 관계에 대해서 계속 언급된다. 情의 변화로 가면 肺가 腎을 공격하고 腎이 肺를 공격하며 肝이 脾를 공격하고 脾가 肝을 공격하는 관계가 성립되기 때문이다.

형상이 耳目鼻口와 다르기 때문에 그 氣도 변하여 이러한 관계가 성립된다. 情의 관계로 가면 肺는 直升하고 腎은 陷降한다. 서로 반대의 기운이 되는 것이다. 性의 관계에서는 肺가 呼하고 肝이 吸하기 때문에 肺와 肝이 서로 반대가 되나 情의 변화에서는 그렇지 않다.

그 이유가 臟腑論에 언급되는데 다음과 같은 내용을 예로 들 수 있다.

> 胃脘 通於口鼻故 水穀之氣 上升也 大腸 通於肛門故 水穀之氣 下降也
>
> 胃之體 廣大而包容故 水穀之氣 停畜也 小腸之體 狹窄而屈曲故 水穀之氣 消導也

여기에서 보듯이 肺에 해당하는 胃完과 腎에 해당하는 大腸의 형상이 서로 반대가 된다. 形과 氣는 같기 때문에 그 기운 또한 서로 반대가 되어 하나가 과해지면 하나가 부족해지는 관계가 되는 것이다.

胃와 小腸의 관계 또한 그러하다. 形이 서로 반대기 때문에 그 氣 또한 반대가 되어 서로를 공격하게 된다.

哀氣 直升 怒氣 橫升 喜氣 放降 樂氣 陷降

여기서도 哀氣와 樂氣가 서로 반대고 怒氣와 喜氣가 서로 반대가 된다. 우리의 몸통에 해당하는 肺脾肝腎, 胃完, 胃, 小腸, 大腸 또한 모두 이러한 법칙으로 설명된다.

事務, 交友, 黨與, 居處 또한 마찬가지이다. 肺에 해당하는 事務와 腎에 해당하는 居處가 반대가 되고 肝에 해당하는 黨與와 脾에 해당하는 交友가 반대가 된다.

性과 情의 기운이 바뀌는 이유는 한 가지가 더 있는데 四象人의 生理, 病理와 밀접한 관련이 있기 때문에 그때 다시 자세히 설명하도록 하겠다. 여기서는 이 정도만 알고 있으면 무리가 없을 것이다.

哀怒之氣 上升 喜樂之氣 下降
上升之氣 過多則 下焦傷 下降之氣 過多則 上焦傷

애노의 기운은 상승하고 희락의 기운은 하강한다.
상승의 기운이 너무 과다하면 하초가 상한다.
하강의 기운이 너무 과다하면 상초가 상한다.

哀情과 怒情이 促急하면 下焦를 다치게 되고, 喜情과 樂情이 促急하면 上焦를 다치게 된다는 것을 다시 한 번 설명해주고 있다.

哀와 怒는 陽의 기운으로 상승하며 喜와 樂은 陰의 기운으로 하강한다. 상승이 과다하면 그 반대의 기운인 하강하는 기운이 상하고, 하강하는 기운이 과다하면 그 반대의 기운인 상승하는 기운이 상한다.

여기서는 性의 기운이 아니라 情의 성질을 설명하였다. 과다한 것은 情이기 때문이다. 性의 작용은 반대의 기운을 공격하지 않지만 情의 작용은 반대되는 기운을 공격하게 된다. 陰陽의 이치는 하나가 과하면 반대의 기운을 공격한다.

肺脾肝腎의 氣가 이와 같이 서로 反하는 기운을 가지고 순환하기 때문에 그로 인하여 균형이 깨어지고 균형이 깨어진 것이 바로 체질이다.

哀怒之氣 順動則 發越而上騰
喜樂之氣 順動則 緩安而下墜
哀怒之氣 陽也 順動則 順而上升
喜樂之氣 陰也 順動則 順而下降

애노의 기운이 순동하면 가뿐하게 상승하게 된다.
희락의 기운이 순동하면 부드럽고 편안하게 하강하게 된다.
애노의 기운은 양이다. 순동하면 순하게 상승하게 된다.
희락의 기운은 음이다. 순동하면 순하게 하강하게 된다.

哀怒之氣 逆動則 暴發而 竝於上也
喜樂之氣 逆動則 浪發而 竝於下也

上升之氣 逆動而 竝於上則 肝腎傷

下降之氣 逆動而 竝於下則 脾肺傷

애노의 기운이 역동하면 폭발하여 위에서 병합된다.

희락의 기운이 역동하면 폭포에서 떨어지듯 아래에서 병합된다.

상승하는 기운이 역동하여 위에서 병합되면 간과 신이 상하게 된다.

하강하는 기운이 역동하여 아래에서 병합되면 비와 폐가 상하게 된다.

哀怒의 氣는 모두 陽의 기운으로 상승하게 되며 喜樂의 氣는 모두 陰과 관련된 감정으로 기운을 하강하게 만든다. 哀怒의 氣는 상체를 강하게 만들고 喜樂의 氣는 하체를 강하게 만든다.

희로애락의 氣는 順動하면 상체와 하체를 강하게 하는 에너지가 된다. 하지만 逆動하면 상대되는 기운을 상하게 한다. 상승하는 기운이 적당하면 상체를 충만하게 하지만 逆動하면 하강하는 기운이 모이는 하체를 약하게 만드는 것이다.

모든 기운은 양면성을 가지고 있다. 한쪽으로 너무 많은 氣를 사용하면 반드시 반대되는 쪽 기운이 약해진다. 이는 비유하자면 시소의 양쪽 끝과 같다. 그러므로 중용이 중요한 것이다.

逆動하였다는 말은 中央之心이 깨어져서 과하다는 말이다. 과해지면 그 과함으로 인하여 반드시 부족해지는 부분이 생긴다. 이것이 바로 자연의 이치이다. 여기서 다시 한 번 陰陽이라는 단어가 나온다.

四象醫學에 五行의 이론은 적용되지 않는다. 五行의 법칙은 변화의 법칙인데 四象體質은 변하지 않는 불변의 체질이다. 그러므로 四象의 生理, 病理에서 五行의 법칙은 적용되지 않는다. 『東醫壽世保元』에는 단 한 번도 五行이라는 단어가 사용되지 않는다. 다만 四象人 辨證論에 五行人論이라는 단어가 나온다. 이를테면 다음과 같은 부분이다.

> 四象人 辨證論
> 靈樞書中 有太少陰陽五行人論而 略得外形 未得臟理
> 蓋 太少陰陽人 早有古昔之見而 未盡精究也

그렇지만 이는 靈樞의 예를 든 것이고 四象人의 生理와 관계된 문장은 아니다. 四象醫學은 五行의 법칙을 적용하여 만들어진 의학이 아니다. 李濟馬 선생님은 五行의 법칙을 四象人의 生理를 설명하는데 전혀 사용하지 않았다. 다른 희로애락 性情의 변화를 들어 四象人의 生理와 病理를 설명하였다.

그런데 五行에 대해 잘 알고 있는 學者들 중 四象醫學을 五行의 관점으로 끼워 맞추어서 설명하려고 하는 사람들이 많은데 이는 정말 잘못된 접근 방법이다. 李濟馬 선생님이 五行을 몰라서 그 법칙을 四象醫學에 적용시키지 않은 것이 아니다. 五行의 법칙은 체질을 설명하는 데 올바른 법칙이 아니기 때문에 적용하지 않았을 따름이다. 이는 五行이 틀렸다는 말은 결코 아니다. 단지 四象人의 生理

와 病理를 설명할 때에는 五行이 필요 없는 것이며 오히려 방해가 되기 때문이다. 이 점에 대해서는 五行과 四象醫學을 따로따로 제대로 이해한 사람이라면 100퍼센트 공감할 것이다. 五行과 四象醫學은 머릿속에서 따로 작동해야 된다.

五行과 四象醫學은 서로 혼동하면 안 된다는 점이 정말 중요하다. 이를 혼동하면 四象醫學을 절대 제대로 이해할 수 없다. 창시자가 일부러 사용하지 않은 개념을 가지고 창시자의 생각을 이해하려고 하는 것은 엄청난 모순에 빠지는 것이며 올바른 공부 방법이 아니다. 모든 책은 그 책을 이해하기 위해서는 지은이의 생각을 정확히 이해하여야 한다.

그러므로 四象醫學을 제대로 이해하기 위해서는 『東醫壽世保元』의 지은이인 李濟馬처럼 생각하여야 한다. 李濟馬 선생님이 무슨 생각으로 이 글을 적었을까를 끊임없이 고민하여야 한다. 지은이의 생각을 이해하여야만 그 책을 제대로 이해할 수 있는 것이다. 지은이의 생각은 무시하고 내가 알고 있는 관점을 적용하여 이해하려고 한다면 절대로 그 책과 지은이의 깊은 생각을 이해할 수 없다. 다시 한 번 말하지만 四象醫學을 공부할 때는 五行의 상생, 상극은 머릿속에서 지워버려야만 한다.

>>>>>>>>>>>>>>>>>>>>>>

■ 五行의 개념과 四象醫學에 대하여

초기에는 五行의 개념을 어느 정도 사용하였다. 四象醫學 草本卷에 보면 肺脾肝腎을 木火金水와 연결시켰다. 이는 四象醫學 초기의 개념으로 甲午本과 辛丑本에서는 이러한 내용이 사라진다. 그렇게 된 이유는 四象醫學이 기존 한의학과 동떨어진 전혀 새로운 학문이 아니라 기존 한의학을 계승 발전시킨 학문이기 때문이다.

기존 陰陽五行의 한의학에서도 體質論은 있었다. 靈樞의 五太人論이 바로 그것이다. 그리고 관상에서도 木形, 火形, 土形, 金形, 水形과 같은 五行에 따른 形이 존재한다. 五行의 이론을 살펴보더라도 木形, 火形, 土形, 金形, 水形과 같은 체질이 존재한다는 것은 충분히 예측 가능한 것이다. 다시 말하면 五行 속에 五行이 있기 때문에 어느 한쪽으로 치우침이 있다는 것은 충분히 예상 가능한 이치라는 의미이다.

『東醫壽世保元』에서도 밝혀놓았듯이 五行人論이 있었지만 자세한 臟腑의 이론까지는 연구하지 못하였기 때문에 깊이 있게 연구하지 못한 臟腑의 이론까지 연구하여 나온 것이 바로 四象醫學이다.

> 靈樞書中 有太少陰陽五行人論而 略得外形 未得臟理
>
> 蓋 太少陰陽人 早有古昔之見而 未盡精究也
>
> —『東醫壽世保元』 四象人 辨證論

李濟馬 선생님도 四象醫學을 만드는 과정에서 五行의 이론에 많은 도움을 받았고 영감을 받았을 것이다. 하지만 연구가 깊어지고 臟腑의 이치와 형상과 氣의 관계, 性과 情에 대해 깊이 있는 연구가 이루어짐에 따라 四象의 肺脾肝腎을 五行의 이론으로는 설명할 수 없다는 것을 알았을 것이다. 그래서 甲午本에서 辛丑本에 가면서 이러한 五行과 관련된 글은 삭제되고 五行에 대한 언급은 전혀 하지 않은 것이 아닌가 한다.

<<<<<<<<<<<<<<<<<<<

반면 陰陽의 이론은 四象醫學에 그대로 적용된다. 陰陽이라는 단어는 『東醫壽世保元』에 자주 등장하는 단어이다. 이는 우리가 기존에 알고 있던 陰陽과 같은 개념이다. 肺와 肝의 관계, 脾와 腎의 관계는 모두 陰陽의 변화이다.

頻起怒而 頻伏怒則 腰脇 頻迫而頻蕩也 腰脇者 肝之所住着處也
腰脇 迫蕩不定則 肝 其不傷乎
乍發喜而 乍受喜則 胸腋 乍闊而乍狹也 胸腋者 脾之所住着處也
胸腋 闊狹不定則 脾 其不傷乎
忽動哀而 忽止哀則 脊曲 忽屈而忽伸也 脊曲者 腎之所住着處也
脊曲 屈伸不定則 腎 其不傷乎
屢得樂而 屢失樂則 背佳頁 暴揚而暴抑也 背佳頁者 肺之所住着處也
背佳頁 抑揚不定則 肺 其不傷乎

자주 화를 내고 자주 화를 참으면 허리와 옆구리가 자주 압박되고 자주 넓어진다. 허리와 옆구리는 간이 붙어 살고 있는 곳이다. 허리와 옆구리가 압박되고 넓어지며 안정되지 못하면 간이 손상되지 않을 수 있겠는가!

갑자기 기뻐하며 갑자기 기뻐하는 것을 거두어들이면 가슴과 겨드랑이가 갑자기 넓어졌다 갑자기 좁아진다. 가슴과 겨드랑이는 비가 붙어 살고 있는 곳이다. 가슴과 겨드랑이가 좁아졌다 넓어지며 안정되지 못하면 비가 상하지 않을 수 있겠는가!

갑자기 슬퍼하는 마음이 일어나며 갑자기 슬퍼하는 마음을 그치면 척곡이 갑자기 굽혀졌다 갑자기 펴진다. 척곡은 신이 붙어 살고 있는 곳이다. 척곡이 굽어졌다 펴졌다 안정되지 못하면 신이 상하지 않을 수 있겠는가!

여러 번 즐거워하다가 여러 번 즐거움을 잃으면 배추 부위가 지나치게 올라갔다 지나치게 내려가게 된다. 배추는 폐가 붙어 살고 있는 곳이다. 배추가 올라갔다 내려갔다 안정되지 못하면 폐가 상하지 않을 수 있겠는가!

희로애락의 氣가 逆動하였을 때 肺脾肝腎이 상하는 이유를 설명해주고 있다.

여기서도 마찬가지로 脾의 怒情과 肝, 肝의 喜情과 脾, 肺의 哀情과 腎, 腎의 樂情과 肺의 관계로 설명하고 있다. 즉, 脾와 肝의 상극 관계 腎과 肺의 상극 관계로 설명하였다.

이는 분명 四象體質의 肺大肝小, 肝大肺小, 腎大脾小, 脾大腎小

한 肺肝, 脾腎과의 관계와는 다르게 서술하는 것이다.

계속 말하지만 情의 관계로 가면 肺와 腎이 짝이 되고 脾와 肝이 짝이 된다. 性의 관계에서는 肝과 肺, 脾와 腎이 짝이 된다.

太陽人의 경우 肺의 강한 기운이 바로 肝을 치는 것이 아니라 脾의 怒情을 거쳐서 肝을 공격한다. 다른 체질 또한 마찬가지이다. 이는 인간의 형상이 性과 情에서 다르기 때문이다.

이 문장 또한 마음과 몸이 같이 변한다는 논리하에 쓰였다. 감정의 변화가 형상의 변화를 일으킨다고 서술된다. 이는 몸과 마음의 관계를 밝혀놓은 것이다. 감정의 변화는 형상의 변화와 臟氣의 변화를 야기한다. 그 반대 또한 똑같이 작용된다.

>>>>>>>>>>>>>>>>>>>>>>

■ 몸과 마음의 관계에 대하여

몸과 마음의 관계를 보면 마음이 가는 곳으로 氣가 가고, 氣의 흐름에 따라 마음이 변한다. 몸이 마음을 지배하고 마음이 몸을 지배한다. 이는 마치 순환하는 윗물과 아랫물과 같이 끊임없이 서로에게 영향을 끼치며 서로 같아진다. 그러므로 윗물이 맑아지면 아랫물이 맑아지고 아랫물이 맑아지면 윗물이 맑아진다. 또한 윗물이 탁해지면 아랫물이 탁해지고 아랫물이 탁해지면 윗물이 탁해진다.

윗물과 아랫물은 연결되어 있고 끊임없이 원을 그리며 순환한다. 만약 이러한 순환이 깨어진다면 생명과도 관련된 큰 병이 생긴다.

<<<<<<<<<<<<<<<<<<<<<<

太陽人 有暴怒深哀 不可不戒
少陽人 有暴哀深怒 不可不戒
太陰人 有浪樂深喜 不可不戒
少陰人 有浪喜深樂 不可不戒

태양인은 크게 화내고 깊이 슬퍼하는 마음이 있는데 경계하지 않을 수 없다.

소양인은 크게 슬퍼하고 깊이 화내는 마음이 있는데 경계하지 않을 수 없다.

태음인은 급격히 즐거워하고 깊이 기뻐하는 마음이 있는데 경계하지 않을 수 없다.

소음인은 급격히 기뻐하고 깊이 즐거워하는 마음이 있는데 경계하지 않을 수 없다.

앞의 내용을 다시 한 번 강조해주고 있다. 太陽人은 肺大肝小한데 肺의 기운인 哀뿐만이 아니라 상성하는 관계인 脾의 怒까지도 같이 경계하여야 한다고 되어 있다. 다른 체질 또한 마찬가지이다.

여기서 중요한 것은 희로애락의 감정이 모두 독으로 작용하는 것은 아니라는 것이다. 性으로 작용하면 각 臟腑의 기운을 끌어내는 에너지가 될 수 있지만 그것이 너무 심하면, 즉 暴, 浪, 深하게 되면 독으로 작용하는 것이다.

모든 감정이 나쁜 것은 아니다. 하지만 그러한 감정들이 과하게 드러날 정도로 치우치면 陰陽의 이치에 의하여 반드시 반대되는 기운을 공격하게 된다.

皐陶曰 都 在知人 在安民
禹曰 吁 咸若時 惟帝 其難之
知人則 哲 能官人 安民則惠 黎民懷之
能哲而惠 何憂乎驩兜 何遷乎有苗 何畏乎巧言令色孔壬

고도가 말하기를 "모두 사람을 아는 데 있으며 백성을 편안하게 하는 데 있다."고 하였다.

우 임금님이 말하길 "맞다. 모두 그러한 것이거늘 요 임금님 또한 어렵게 여기셨다. 사람을 알면 밝은 것이니 능히 벼슬을 줄 수 있다. 백성을 편안하게 하면 은혜로운 것이니 백성들이 마음에 간직할 것이다.

밝고 은혜로운데 어찌 환두를 근심하며 유묘를 귀양 보내고, 교묘한 말과 좋은 얼굴로 아첨하는 공임을 두려워하리요."라 하셨다.

知人을 강조하여 설명한 글이다. 性命論에 나와 있는 知行과도 일맥상통하는 말이다. 또한 그 사람의 체질과 자신의 체질을 아는 것 또한 知人이다.

사실 병을 치료하는 의사로서 知人만큼 중요한 것이 없다. 그러나 의술을 행하는 많은 사람 중에 이를 정확히 행하지 못하는 이들이 많다. 약만을 알 뿐 사람을 알지 못한 채 치료를 행하는 사람들이 많다는 것이다.

약을 정확하게 쓰기 위해서는 약에 대해서도 알아야 하지만 그 약을 먹을 사람에 대해서도 반드시 알아야만 한다. 마치 궁합을 보기 위해서는 남자도 봐야 하고 여자도 보아야 하듯이 말이다. 만약 궁합을 보는데 남자의 사주만 알고 여자의 사주를 모른다거나 여자의 사주는 아는데 남자의 사주를 모른다면 절대 정확하게 볼 수 없을 것이다. 약을 쓸 때도 마찬가지이다. 그 약의 성질을 알았으면 그 약을 먹을 사람의 성질 또한 알아야 한다.

예를 들어 홍삼이나 인삼이라는 약이 있다고 하자. 인삼의 성질에 대해서 잘 모르는 사람은 없을 것이다. 인삼은 양기를 보하는 대표적인 약이다. 그런데 인삼이 보약이라 하여 아무 사람에게나 준다면 이는 知人을 하지 못한 것이다.

약의 성질을 알았으면 그 약을 복용하는 사람에 대하여도 알아야만 그 약을 정확하게 사용할 수 있다. 인삼은 몸을 따뜻하게 하는 약인데 만약 少陽人과 같이 몸에 열이 많은 사람이 복용한다면 어떻게 되겠는가. 少陽人의 열이 더 많아지기 때문에 여러 가지 부작용이 나타나게 된다. 약만이 아니라 그 약을 먹을 사람에 대해서도 알아야 하는 이유가 이것이다.

환자를 진단하여 그 사람이 少陰人이고 양기가 부족한 사람이라는 것을 알고 난 뒤에야(知人) 인삼이라는 약을 환자에게 投與할 수 있다. 즉, 약을 먹을 사람이 몸이 '냉한 사람'이라는 확신이 들어야만 인삼을 投與할 수 있는 것이다. 만약 知人을 제대로 하지 못하여 열이 많은 사람에게 인삼을 준다면 반드시 부작용이 발생하게 된다.

四象醫學 공부는 사실 知人에 대한 공부이다. 知人을 쉽게 하기 위하여 李濟馬 선생님이 만든 의학이 바로 四象醫學이다. 四象醫學에서 知人이란 체질을 말하며, 체질에 따른 여러 병의 기전을 알고 치료해야 할 사람이 어떤 사람이며 각 체질의 어떤 병증에 해당하는지를 아는 것이다. 知人이라는 것은 단순히 겉으로 나타나는 증상을 아는 것이 아니다. 그 증상의 근본 원인을 알아내는 것이다. 그 근본 원인은 체질 속에 들어 있다.

어떤 환자가 소화가 잘 안 된다 하여 한의원에 내원하였을 때 단순히 소화에 효과가 있는 흔히 알려진 약재를 준다면 이는 知人을 제대로 하지 못한 것이다. 소화가 안 되는 원인은 사람에 따라 모두 다르다. 만 명이 있다고 하면 모든 사람이 만 가지로 다르기 때문이다. 그 원인을 아는 것이 바로 四象醫學에서 말하는 知人이다.

四象醫學에서 소화가 안 될 때 주로 쓰는 처방은 少陽人은 獨活地黃湯, 太陰人은 太陰調胃湯, 少陰人은 향사양위탕이다(모두 그렇다는 것은 아니다. 少陽人의 소화불량에 荊防地黃湯)을 줄 수도 있고 瀉白散을 줄 수도 있다. 쉽게 이해할 수 있도록 예를 든 것이다). 이 세 가지는 처방의 구성이 완전히 다르다. 똑같은 약재가 한 가지도 없다.

독활지황탕을 少陽人에게 주면 소화가 잘되겠지만 少陰人이나 太陰人에게 주면 반드시 부작용이 나타난다. 즉, 같은 소화불량 환자인데 어떤 환자에게는 독활지황탕이 소화를 잘되게 하지만, 어떤 환자에게는 오히려 소화를 더욱 안 되게 만들 수도 있다는 것이다. 그렇다면 독활지황탕은 소화에 효과가 있는 약인가? 아니면 소화를 더욱더 안 되게 하는 약인가?

사실 獨活地黃湯은 소화제가 아니라 腎臟을 좋게 하는 약이다(모든 少陽人 약은 신장약이다). 少陽人이 獨活地黃湯을 먹고 소화가 잘되는 것은, 少陽人이 소화가 되지 않는 원인이 腎臟에 있기 때문이다.

다른 체질 또한 마찬가지로 소화가 안 되는 원인을 치료해주는 약들이다. 少陽人이 養胃湯을 먹으면 소화가 더 안 된다. 腎臟이 좋지 못한데 脾를 보하는 養胃湯을 먹었으니 脾가 腎臟을 공격하여 더욱더 腎臟이 나빠지고, 腎臟이 나빠지니 더욱더 소화가 되지 않는 것이다.

이와 같이 병의 근본 원인에 따라 처방은 완전히 달라진다. 병의 원인이 다른 것은 사람이 다르기 때문이다. 이를 아는 것이 바로 知人이다. 단순히 겉으로 드러나는 증상을 아는 것이 知人이 아니라는 것이다.

겉으로 드러나는 성격을 아는 것이 知人이 아니라 타고난 본성을 아는 것이 바로 知人이다. 겉으로 드러나는 성격과 그 사람의 본성은 같지 않은 경우가 많다. 그 근본은 바로 타고날 때부터 정해지며 죽을 때까지 변하지 않는 우리의 체질이다.

孫眞人曰天地之內以人爲貴頭圓象天足方象地天有四時人有四肢天有五行人有五藏天有六極人有六府天有八風人有八節天有九星人有九竅天有十二時人有十二經脉天有二十四氣人有二十四兪天有三百六十五度人

有三百六十五骨節天有日月人有眼目天有晝夜人有寤寐天有雷電人有喜怒天有雨露人有涕泣天有陰陽人有寒熱地有泉水人有血脉地有草木人有毛髮地有金石人有牙齒皆稟四大五常假合成形朱丹溪曰凡人之形長不及短大不及小肥不及瘦人之色白不及黑嫩不及蒼薄不及厚而況肥人濕多瘦人火多白者肺氣虛黑者腎氣足 形色既殊 藏府亦異 外證雖同 治法逈別

— 『東醫寶鑑』「身形篇」 身形藏府圖

이는 『東醫寶鑑』의 핵심과도 일맥상통하는 말이다. 醫源論에 보면 역대 의가 중 許浚을 으뜸으로 놓는데, 그 역시 이러한 의미와 다르지 않다. 身形臟府圖는 『東醫寶鑑』의 가장 앞에 있는 문장이다. 許浚 선생님은 『東醫寶鑑』과 의학의 핵심을 가장 앞에 인용해서 적어놓은 것이다.

여기서 보듯 사람이 모두 다르기 때문에 비록 같은 증상이라 하더라도 治法은 완전히 달라야 한다고 서술해놓았다. 바로 이것이 四象醫學의 知人과 같은 말이다. 단순히 겉으로 드러나는 증상이 知人이 아니다. 少陽人도 소화가 안 될 수 있고 太陰人도 소화가 안 될 수 있으며, 太陽人도 소화가 안 될 수 있고 少陰人도 소화가 안 될 수 있다. 하지만 그 원인이 크게 다르기 때문에 각 체질마다 처방이 완전히 달라진다. 여기서 중요한 것은 소화불량이라는 증상이 아니라 그 근본 원인을 알 수 있는 체질(知人)이다.

三復大禹之訓而 欽仰之曰
帝堯之喜怒哀樂 每每中節者 以其難於知人也
大禹之喜怒哀樂 每每中節者 以其不敢輕易於知人也
天下喜怒哀樂之暴動浪動者 都出於行身不誠而 知人不明也
知人 帝堯之所難而 大禹之所吁也則 其誰沾沾自喜乎
蓋亦益反其誠而 必不可輕易取捨人也

우 임금님의 가르침을 세 번 반복하고 이를 공경하며 우러러보며 말한다면

요 임금님의 희로애락이 매번 절도에 맞는 것은 사람을 아는 것을 어렵게 여기셨기 때문이다.

우 임금님의 희로애락이 매번 절도에 맞는 것은 사람을 아는 것을 항상 가볍고 쉽게 여기지 않으셨기 때문이다.

천하의 희로애락이 급하고 갑자기 일어나는 자는 모두 행동이 정성스럽지 못하고 사람을 아는 것에 대해 밝지 못하기 때문에 나타나는 것이다.

사람을 아는 것은 요 임금님 또한 어려워하였고 우 임금님 또한 탄식한 바인데 그 누가 만족히 여겨 기뻐할 수 있겠는가?

더욱더 정성껏 돌이켜보고 사람을 쓰고 버림을 가볍게 여겨서는 안 될 것이다.

知人의 중요함을 다시 한 번 강조해서 설명하고 있다. 의사도 환자를 치료하기 위해서는 知人이 되어야 한다.

雖好善之心 偏急而好善則 好善 必不明也

雖惡惡之心 偏急而惡惡則 惡惡 必不周也

天下事 宜與好人做也 不與好人做則 喜樂必煩也

天下事 不宜與不好人做也 與不好人做則 哀怒益煩也

비록 선을 좋아하지만 그 선을 좋아하는 것이 편급된다면 선을 좋아하는 것이 반드시 밝지 못할 것이다.

비록 악을 싫어하지만 그 악을 싫어하는 것이 편급된다면 악을 싫어하는 것이 반드시 두루 미치지 못할 것이다.

천하의 모든 일은 반드시 좋은 사람과 더불어 하여야 한다. 좋은 사람과 같이 하지 않으면 반드시 희락이 번거롭게 된다.

천하의 모든 일은 좋지 못한 사람과 같이 하여서는 안 된다. 좋지 않은 사람과 같이 하게 된다면 애노는 더욱더 번거롭게 될 것이다.

四象醫學에서 인간이 가장 주의해야 할 점은 바로 희로애락의 치우침이다. 치우친다는 말은 균형이 깨진다는 말이고 균형이 깨지면 깨질수록 병이 생기게 되어 있다. 당연히 好善과 惡惡 또한 偏急되면 좋지 못하다. 四象醫學에서는 中央之心, 즉 치우치지 않는 마음을 가장 중요시한다.

이와 비슷한 문장은 廣濟說에도 나온다.

善人之家 善人必聚 惡人之家 惡人必聚

善人多聚則 善人之臟氣 活動 惡人多聚則 惡人之心氣 强旺

酒色財權之家 惡人多聚 故 其家孝男孝婦 受病

好權之家 朋黨比周 敗其家者 朋黨也

好貨之家 子孫驕愚 敗其家者 子孫也

人家 凡事不成 疾病連綿 善惡相持 其家將敗之地

惟明哲之慈父孝子 處之有術也

선한 사람의 집에는 반드시 선한 사람이 모이고 악한 사람의 집에는 반드시 악한 사람이 모인다.

선한 사람이 많이 모이는 곳에서는 선한 사람의 장기가 활동하게 되고 악한 사람이 많이 모이면 악한 사람의 심기가 왕성해진다.

주색, 재물, 권세가 있는 집에는 악한 사람이 많이 모이고 고로 그 집의 효남효부들이 병을 받게 된다.

권세를 좋아하는 집에는 파벌꾼들이 싸고돌며 그 집을 파괴시키는 것은 파벌꾼들이다.

재물을 좋아하는 집의 자손들은 교만하고 어리석으며 그 집을 망하게 하는 것은 자손들이다.

사람이 사는 집에 일이 이루어지지 않고 질병이 연속해서 일어나며 좋은 일과 나쁜 일이 서로 버티면 그 가정은 장차 패망할 지경에 이른 것이다.

오직 명철한 아버지와 효성스러운 자녀들만이 대처할 방법을 찾을 수 있을 것이다.

좋은 사람들과 좋은 생각을 하는 곳에서는 서로가 순순환을 하여 좋은 기운이 생겨나고, 나쁜 사람들과 나쁜 생각을 하는 곳에서는 서로가 악순환을 하여 나쁜 기운이 생겨난다.

그러한 것은 대부분의 사람이 경험해보았을 것이다. 나쁜 무리에 속하면 그곳에 동화되어 나의 마음 또한 나빠지고, 착한 사람들과 계속 생활하고 친하게 지내다 보면 나 또한 마음이 깨끗해지고 착해지는 경험을 해보았을 것이다.

사람은 耳目鼻口를 통해서 배우고 그 지식을 통해 행동하기 때문에 무엇을 보고 무엇을 들으며 무엇을 냄새 맡고 어떠한 음식을 맛보느냐에 따라 행동이 달라진다. 그리고 행동이 달라지면 운명이 바뀐다. 그래서 운명에는 나 자신의 마음도 중요하지만 주위 환경 또한 엄청나게 중요한 요소다. 이러한 환경은 우리가 조절하지 못하는 것도 많지만 의식하고 노력하면 조절할 수 있는 부분도 많다.

대표적인 예가 사람이다. 어떠한 사람을 만나는지는 우리가 정할 수 있는 일이다. 좋은 사람을 만나면 좋은 것을 듣게 되고 좋은 것을 보게 된다. 나쁜 사람을 만나면 나쁜 것을 듣게 되고 나쁜 것을 보게 된다. 이러한 것들은 우리의 지식과 마음을 변화시켜 우리의 행동을 변화시키고 그 결과 우리의 운명에 지대한 영향이 미친다.

앞의 문장은 필자가 생각하기에 정말 중요한 문장들이다. 당연히 알고 있으면서도 우리는 간과하고 살아갈 때가 많다.

廣濟設에 보면 착한 사람이 많이 모이면 착한 사람의 臟氣가 활동한다고 되어 있다. 이것은 무슨 말일까? 여기에 대해서는 뒤에 나오는 臟腑論에서 자세히 설명된다. 臟腑論은 이러한 마음과 臟腑가 어떠한 식으로 작용하는지를 밝혀놓았다. 臟腑論에 대한 공부가 어느 정도 되면 앞의 문장이 명확하게 이해될 것이다.

哀怒相成 喜樂相資

哀性極則 怒情動

怒性極則 哀情動

樂性極則 喜情動

喜性極則 樂情動

太陽人 哀極不濟則 忿怒激外 少陽人 怒極不勝則 悲哀動中

少陰人 樂極不成則 喜好不定 太陰人 喜極不服則 侈樂無厭

如此而動者 無異於以刀割臟 一次大動 十年難復

此 死生壽夭之機關也 不可不知也

애노는 서로 이루게 된다. 희락은 서로 도와준다.

애성이 극에 다다르면 노정이 일어나게 된다.

노성이 극에 다다르면 애정이 일어나게 된다.

락성이 극에 다다르면 희정이 일어나게 된다.

희성이 극에 다다르면 낙정이 일어나게 된다.

태양인의 경우 슬퍼하는 마음이 극에 달하고 그치지 못하면 분노가 밖으로 격하게 일어나게 된다.

소양인의 경우 화내는 마음이 극에 달하고 이를 이기지 못하면 비애가 마음속에서 일어나게 된다.

소음인의 경우 즐거운 마음이 극에 달하고 이루지 못하면 기뻐하고 좋아하는 것이 일정하지 못하게 된다.

태음인의 경우 기쁜 마음이 극에 달하고 누리지 못한다면 치락이 끝이 없게 된다.

이와 같이 동하는 者는 칼로써 장을 베는 것과 다른 것이 없다. 한 번 크게 동하게 되면 십년이 지나도 회복하기가 어렵다.

죽고 살고 단명하고 오래 사는 것의 관건이니 알지 못하면 되지 않는다.

哀怒는 같이 상승하는 기운이므로 상성하고 喜樂은 같이 하강하는 기운이므로 相補한다. 性이 극에 달하면 情이 동하게 되는데 이러한 감정의 극한은 반드시 반대되는 기운을 공격한다. 즉, 한쪽 감정으로 너무 偏急되면 반대되는 쪽이 부족해져서 반드시 큰 병이 생긴다.

四象醫學은 감정의 偏急을 가장 경계하였다. 哀怒가 상성하기 때문에 哀性이 怒情이 되고 怒性이 哀情이 된다. 喜樂이 相補하기 때문에 喜性이 樂情이 되고 樂性이 喜情이 된다. 太少陰陽人에게 臟腑의 편차가 생기는 기전을 설명해주는 글이다.

太陽人의 강한 臟腑인 肺의 哀性이 극에 다다르면 怒情이 동하게 된다. 太陽人에서 怒情이란 哀性이 극에 이르렀을 때 동하게 되는 감정이다. 강한 臟腑의 극에 다다른 감정은 반대 되는 기운을 공격하게 된다. 그 감정이 강하면 강할수록 그에 비례하여 약한 臟腑를 공격한다. 감정의 변화가 臟腑를 공격하는 것이다. 이는 臟腑와 마음이 같이 움직이기 때문이다. 放降하는 기운이 모이는 肝은 橫升하는 怒情에 의해서 파괴된다. 橫升하면 放降하지 못하기 때문이다. 放降하지 못하면 肝으로 氣가 모이지 않기 때문에 肝이 상처를 입는 것이다. 肝(『東醫壽世保元』에서의 肝)이라는 臟과 放降이라는 氣의 움직임은 둘이 아니라 하나이다. 단지 형태만 다를 뿐이다.

太陰人의 강한 臟腑인 肝의 喜性이 극에 다다르면 樂情이 동하게 된다. 太陰人에서 樂情이란 喜性이 극에 이르렀을 때 동하게 되는 감정이다. 강한 臟腑의 극에 다다른 감정은 반대 되는 기운을 공격하게 된다. 그 감정이 강하면 강할수록 그에 비례하여 약한 臟腑를 공격한다. 감정의 변화가 臟腑를 공격하는 것이다. 이는 臟腑와 마음이 같이 움직이기 때문이다. 直升하는 기운이 모이는 肺는 陷降하는 樂情에 의해서 파괴된다. 陷降하면 直升하지 못하기 때문이다. 直升하지 못하면 肺로 神이 모이지 않기 때문에 肺가 상처를 입는 것이다. 肺라는 臟과 直升이라는 氣의 움직임은 둘이 아니라 하나이다. 단지 형태만 다를 뿐이다.

少陽人의 강한 臟腑인 脾의 怒性이 극에 다다르면 哀情이 동하게 된다. 少陽人에서 哀情이란 怒性이 극에 이르렀을 때 동하게 되는 감정이다. 강한 臟腑의 극에 다다른 감정은 반대 되는 기운을 공격하게 된다. 그 감정이 강하면 강할수록 그에 비례하여 약한 臟腑를 공격한다. 감정의 변화가 臟腑를 공격하는 것이다. 이는 臟腑와 마음이 같이 움직이기 때문이다. 陷降하는 기운이 모이는 肝은 直升하는 哀情에 의해서 파괴된다. 直升하면 陷降하지 못하기 때문이다. 陷降하지 못하면 腎으로 精이 모이지 않기 때문에 腎이 상처를 입는 것이다. 腎이라는 臟과 陷降이라는 氣의 움직임은 둘이 아니라 하나이다. 단지 형태만 다를 뿐이다.

少陰人의 강한 臟腑인 腎의 樂性이 극에 다다르면 喜情이 동하게 된다. 少陰人에서 喜情이란 樂性이 극에 이르렀을 때 동하게 되는 감정이다. 강한 臟腑의 극에 다다른 감정은 반대 되는 기운을 공격하게 된다. 그 감정이 강하면 강할수록 그에 비례하여 약한 臟腑를 공격한다. 감정의 변화가 臟腑를 공격하는 것이다. 이는 臟腑와 마음이 같이 움직이기 때문이다. 橫升하는 기운이 모이는 脾은 放降하는 喜情에 의해서 파괴된다. 橫升하면 放降하지 못하기 때문이다. 放降하지 못하면 肝으로 血이 모이지 않기 때문에 肝이 상처를 입는 것이다. 脾라는 臟과 橫升하는 氣의 움직임은 둘이 아니라 하나이다. 단지 형태만 다를 뿐이다.

한 번 동하면 10年이 지나도 회복하기 어렵다는 말은 臟腑의 기운이 순환하기 때문이다. 한번 파괴되면 악순환의 고리에 빠져 여간해서는 회복하기가 어려운 것이다. 이러한 臟腑의 순환은 臟腑論에서 설명된다.

>>>>>>>>>>>>>>>>>>>>>>

■ 체질이 왜 네 가지인가에 대하여

일단 먼저 생각해보아야 될 점은 왜 체질을 네 가지로 나누어놓았는가 하는 것이다.

체질이 과연 네 가지밖에 없을까? 그렇지 않다. 체질이란 정하기 나름이다. 만 명이 있으면 만 명 모두 성격도 다르고 생긴 모양도 다르며 행동도 제각각이다. 이처럼 만 가지로 다른데 어떻게 네 가지 체질로 나눌 수 있고, 또 모든 사람이 이 네 가지 체질에 속하게 되는 것일까?

그것은 바로 명확한 기준이 있으면 가능한 일이다. 예를 들어 만 명이 있을 때 여자, 남자로 기준을 정한다면 두 가지로 분류할 수 있으며 모든 사람은 여자 또는 남자라는 기준에 속하게 된다. 즉, 만 명의 사람을 여자, 남자라는 기준으로 나누었을 때 만 가지로 다르지만 크게 같은 두 가지가 있다는 것이다.

또 키 170센티미터를 기준으로 그 이상과 미만으로 분류할 수도 있다. 모든 사람은 이 두 가지로 분류될 수 있고 모든 사람은 이 두 가지 분류에 속하게 된다. 여기에서 기준을 세분화하면 다섯 가지로 분류하는 것도 가능하다.

명확한 기준이 있으면 모든 사람을 분류할 수 있다. 그래서 기준을 정하여 나누기에 따라 4체질이 될 수도 있고 8체질이 될 수도 있고 128체질이 될 수도 있는 것이다.

四象醫學 역시 사람의 체질을 명확한 기준을 정하여서 나눈 것이다. 그 기준이 무엇이냐면 바로 肺脾肝腎(四端, 『東醫寶鑑』이나 기타 한의서에 나오는 肺脾肝腎과는 완전히 다른 개념이다. 『東醫壽世保元』에서는 肺脾肝腎에 대한 정의가 새로 나온다)이다.

여기서 중요한 점은 肺脾肝腎의 관계이다. 얼핏 생각해봐도 기준이 네 가지이기 때문에 네 가지보다 더 많은 경우의 수가 나옴을 알 수 있다. 예를 들면 肺大腎小 肺大脾小, 肺大肝大脾小 등등이다.

실제로 四象醫學을 공부하는 사람들이 가지는 의문점 중에 하나가 왜 체질이 네 가지밖에 없느냐는 것이다. 太陰人의 성향을 가진 少陽人이라든지 肺大하고 腎小한 체질은 왜 없느냐 하는 것이다.

체질이 네 가지인 이유는 肺脾肝腎의 독특한 관계 때문이다. 肺와 肝은 서로 짝이 되며 脾와 腎은 서로 짝이 된다. 肺와 肝은 氣液의 呼散으로 관계되고 脾와 腎은 水穀의 昇降으로 서로 짝이 된다. 또한 이렇게 짝이 되는 장기끼리는 독특한 관계가 있다. 서로가 하나가 커지면 하나가 작아지고 하나가 작아지면 하나가 커지는 관계에 있는 것이다. 쉬운 예로 부교감신경 교감신경을 들 수 있다. 교감신경이 항진되면 부교감신경이 저하되고 부교감신경이 저하되면 교감신경이 항진된다. 교감신경과 부교감신경이 체질과 관련되어 있다는 말은 아니고 이해를 돕기 위해 예를 든 것이다.

脾가 大해지면 腎이 小해지고 腎의 기능이 저하되면 반대로 脾의 기능은 항진된다. 肺의 기능이 항진되면 肝의 기능이 저하되고 肝의 기능이 저하되면 腎의 기능이 항진된다. 肺는 呼하는 장기고 肝은 吸하는 장기이다.

呼하는 기능이 강해지면 당연히 吸하는 기능은 약해진다. 반대로 吸하는 기능이 약해지면 呼하는 기능은 상대적으로 강해진다.

마치 시소의 양 끝과 같다. 시소에서 한쪽의 무게가 약해지면 반대쪽으로 기울어지고, 한쪽이 강해지면 강해진 쪽으로 시소가 기울면서 반대쪽은 위로 올라가게 된다. 즉, 시소의 양 끝이 서로서로 관련되어 있듯이 肝과 肺, 脾와 腎도 그러한 관계로 이루어져 있다.

기준이 肺脾肝腎 네 가지인 것처럼 보이지만 사실은 두 가지인 것이다. 호흡에 해당하는 한 가지 기준에서 나온 것이 肺, 肝이고 昇降의 기준에서 나온 것이 脾와 腎이다. 호흡과 昇降이라는 양적인 측면의 장기가 肺와 脾이고, 호흡과 昇降이라는 음적인 측면의 장기가 바로 肝과 腎이다.

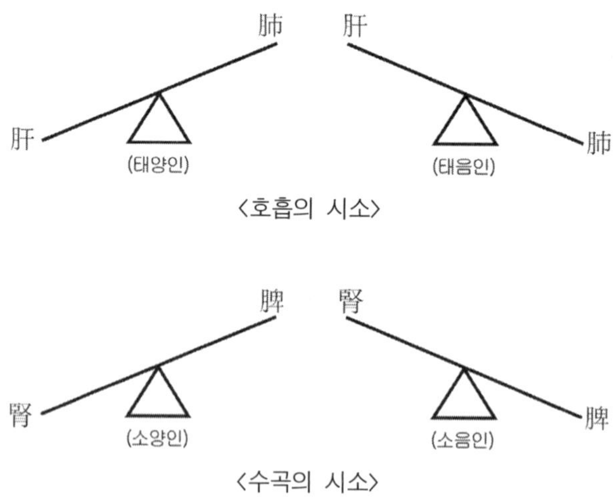

〈호흡의 시소〉

〈수곡의 시소〉

그래서 肺大肝大, 脾大腎大, 肺小肝小, 脾小腎小한 체질은 존재할 수 없다. 이는 정상적인 경우에 남성의 생식기와 여성의 생식기를 같이 가진 사람은 없는 것과 마찬가지이다.

事務, 交友, 黨與, 居處 또한 같은 이치이다. 事務를 잘하면서 동시에 居處를 잘하기는 힘들다. 交友를 잘하면서 黨與 또한 동시에 잘하기는 힘들다. 남자가 바깥일을 열심히 하면 집안일에 어느 정도 소홀하게 되고, 집안일에 신경 쓰다 보면 바깥일에 신경을 덜 쓰게 된다. 四象醫學에서 四端은 모두 이러한 式으로 구성되어 있다.

한의학에서는 水火의 昇降을 굉장히 중요시하였다. 水火의 昇降이 한의학 生理와 病理의 모든 것이라고 말하는 사람 또한 있었다.

필자가 생각하기에는 水火의 昇降에 대한 많은 연구가 이루어졌기에 少陽人과 少陰人의 生理는 어느 정도 밝혀졌지만, 氣液의 呼散에 대해서는 많은 연구가 되지 않았기 때문에 太陰人과 太陽人의 生理에 대해서는 역대 의가들이 제대로 알지 못했다고 본다. 이 부분에 대해서는 醫源論에 비슷한 내용이 나온다. 醫源論에 보면 少陽人과 少陰人의 生理는 역대 의가들이 나름 詳細하게 밝혀놓았지만 太陰人과 太陽人의 生理에 대해서는 잘 보지 못하였다고 논하고 있다.

太少陰陽之臟局短長 陰陽之變化也
天稟之已定 固無可論
天稟之已定之外 又有短長而
不全其天稟者則 人事之修不修而
命之傾也 不可不愼

태음인 태양인 소음인 소양인의 장국의 길고 짧음은 음양의 변화이다. 천품으로 정해진 것은 논할 바가 아니나,

천품으로 정해진 것 외에 또 길고 짧음이 있어

그 천품을 온전하지 못하게 만드니 인사의 닦음과 닦지 않음이 그것이다.

이러한 것이 목숨을 기울어지게 하니 조심하지 않을 수 없다.

四象體質에서 五行의 법칙은 중요하지 않지만 陰陽의 법칙은 四象醫學과 밀접한 관련이 있다. 陰陽의 이치는 기존 한의학에서나 四象醫學에서나 별 차이가 없다.

기존 한의학에서 陰陽의 이치와 四象醫學에서 陰陽의 이치는 거의 비슷한 개념이다. 四象人은 희로애락의 偏急에 따라 臟腑의 기운이 기울어지고 臟腑의 기운이 기울어지면 약한 臟腑가 더욱 약해지기 때문에 반드시 수명에 영향을 끼치게 된다. 이러한 희로애락의 감정은 人事를 어떻게 하느냐에 따라 달라진다.

四象人의 四端은 하나의 臟腑가 길어지면 반대되는 臟腑는 시소의 양 끝처럼 짧아진다. 그래서 기울경 '傾' 자를 사용하였다. 수명은 마치 시소가 기울어지듯이 中央之心이 깨어져 더욱 짧아진다.

사람의 命이란 길어진 臟腑에 영향을 받는 것이 아니라 짧아진 臟腑에 영향을 받게 되어 있다. 肺脾肝腎 중 하나의 臟腑가 치명상을 입게 되면 다른 臟腑가 아무리 크고 강하더라도 소용이 없다. 四象草本券에서는 이러한 개념을 保命之主라 하여 설명하였다.

脾, 肝, 腎이 아무리 강하더라도 肺의 기운이 다하면 脾, 肝, 腎의 기운을 써보지도 못하고 命을 다하게 된다. 이는 희로애락의 감정이

偏急되어 나타나는 것으로 타고난 에너지를 다 쓰지도 못하고 命을 다하게 된다. 희로애락의 감정이 偏急되지 않아야 하늘로부터 받은 命을 다 쓰고 죽을 수 있다.

여기서 중요하게 보아야 할 또 다른 단어가 人事이다. 人事로 인하여 목숨이 기울어진다고 하였다. 사람이 하는 일이 수명에 영향을 끼친다는 것이다.

사람이 하는 일마다 그에 해당하는 臟腑가 활성화될 수도 있고 저하될 수도 있다. 사람이 하는 일과 똑같이 거기에 해당하는 臟腑의 기운 또한 움직인다. 人事가 만약 절도에 맞고 치우침이 없다면 사람의 臟腑 또한 기울어짐이 없다. 그러나 人事에 치우침이 있으면 臟腑의 氣 또한 치우침이 있어 수명이 기울어진다. 우리가 하는 일과 臟腑의 기운은 같이 움직인다. 이 또한 둘이 아니라 하나이다.

四象醫學이란 氣의 능률적인 사용을 강조한 의학서라고 볼 수 있다. 하나의 기운만 과도하게 사용하면 반대되는 기운이 약해져서 그 반대되는 약한 기운이 수명을 짧게 만든다. 예를 들어 太陽人이 타고난 氣가 100이라고 한다면, 肺와 肝의 비율이 6대 4인 경우는 4인 肝의 氣를 다 사용하면 命을 다하게 된다. 이때 肺에 남아 있는 2의 기운은 사용하지 못하고 命을 다하는 것이다. 이는 肺의 기운과 肝의 기운을 같이 사용한다고 가정하였을 때 그러하다는 것이며, 실제 그렇지는 않겠지만 설명을 쉽게 하기 위해 예를 든 것이다. 만약 肺와 肝의 비율이 9대 1로 偏急되었다면 肝의 기운인 1을 다 사용하고 나면 命을 다하게 된다. 이때 肺에 남아 있는 8의 氣는 사용하지도 못하고 命을 다하게 된다. 肺에 아무리 많은 기운이 있다 하더라도 사용하지 못하고 命을 다하는 것이다. 하지만 肺와 肝이 偏急되지 않고 5대 5로 균형이 잡힌 상태로 생활한다면 모든 氣를 다 쓰고 命을 다할 수 있는 것이다.

이는 天稟으로 정해지지 않은 장단으로 人事, 즉 희로애락의 감정 사용을 잘함과 못함으로써 결정나는 것이다.

太陽人怒 以一人之怒而 怒千萬人 其怒 無術於千萬人則 必難堪千萬人也

少陰人喜 以一人之喜而 喜千萬人 其喜 無術於千萬人則 必難堪千萬人也

少陽人哀 以一人之哀而 哀千萬人 其哀 無術於千萬人則 必難堪千萬人也

太陰人樂 以一人之樂而 樂千萬人 其樂 無術於千萬人則 必難堪千萬人也

태양인의 화냄은 한 사람의 화냄이 천만인을 화나게 한다. 그 화냄이 천만인을 감당할 수 없다면 반드시 천만인이 견디기 어려울 것이다.

소음인의 기뻐함은 한 사람의 기쁨으로 천만인을 기쁘게 한다. 그 기쁨이 천만인을 감당할 수 없다면 반드시 천만인이 견디기 어려울 것이다.

소양인의 슬퍼함은 한 사람의 슬퍼함이 천만인을 슬프게 한다. 그 슬퍼함이 천만인을 감당할 수 없다면 반드시 천만인이 견디기 어려울 것이다.

태음인의 즐거워함은 한 사람의 즐거워함이 천만인을 즐겁게 한다. 그 즐거워함이 천만인을 감당할 수 없다면 반드시 천만인이 견디기 어려울 것이다.

체질마다 강한 情의 사용은 너무나도 크게 작용한다는 것을 강조하여 말씀하신 내용이다.

太陽少陽人 恒戒哀怒之過度而 不可强做喜樂 虛動不及也
若强做喜樂而 煩數之則 喜樂 不出於眞情而 哀怒 益偏也
太陰少陰人 恒戒喜樂之過度而 不可强做哀怒 虛動不及也
若强做哀怒而 煩數之則 哀怒 不出於眞情而 喜樂 益偏也

태양인과 소양인은 항상 과도한 슬퍼함과 화냄을 경계하여야 한다. 기뻐하고 즐거워함을 억지로 지으려고 한다면 헛된 마음이 일어나고 미치지 못하게 된다.

만약 기뻐함과 즐거워함을 억지로 지으려고 하고 번거로이 반복한다면 기쁘고 즐거운 마음이 진정으로 일어나지 않게 되어 슬퍼함과 화냄이 더욱 치우치게 된다.

태음인과 소음인은 항상 과도한 기쁨과 즐거워함을 경계하여야 한다. 슬퍼함과 화냄을 억지로 지으려고 한다면 헛된 마음이 일어나고 미치지 못하게 된다.

만약 슬퍼함과 화냄을 억지로 지으려고 하고 번거로이 반복한다면 슬퍼하고 화내는 마음이 진정으로 일어나지 않게 되어 기뻐하고 즐거워함이 더욱 치우치게 된다.

진정한 감정에서 희로애락의 감정이 나와야만 제대로 작용하는 것이다. 진정한 감정이 아니라 억지로 흉내만 내게 되면 마음과 몸이 더욱더 괴로워진다. 착하지 못한 사람이 겉으로만 억지로 착한 척을 하거나 천한 사람이 겉으로만 귀한 척을 하려고 들면 반드시 더 큰 병이 생긴다.

모든 것은 진심에서 우러나와야만 몸과 마음이 서로 반응하게 된다. 그러한 감정을 진심이 아니라 억지로 유도한다면 진정한 마음에서 나오는 기운이 나올 수 없다.

喜怒哀樂之未發 謂之中

發而皆中節 謂之和

喜怒哀樂未發而 恒戒者 此 非漸近於中者乎

喜怒哀樂已發而 自反者 此 非漸近於節者乎

희로애락의 마음이 일어나지 않는 것을 중이라 한다.

희로애락의 마음이 비록 일어났지만 절도에 맞는 것을 화라고 한다.

희로애락의 마음이 일어나지 않고 항상 이를 경계하는 것이 중에 점점 가까워지는 것이 아니겠는가?

희로애락의 일어났지만 스스로 돌이켜보는 것이 절에 점점 가까워지는 것이 아니겠는가?

희로애락이 일어난다는 말은 偏急된다는 말이다. 偏急된다는 말은 中和의 반대어이다. 희로애락의 감정으로 臟腑가 偏急된다면 保命之主(가장 약한 장기)가 줄어들어 命을 다할 수 없다. 희로애락의 감정이 절도에 맞아야만 올바른 命을 다할 수 있다.

中이란 한쪽으로 치우지지 않고 균형에 맞는 상태를 말한다. 四端에서 하나의 감정이 강하게 일어나면 반대되는 기운이 약해지고 균형(中)이 깨어진다. 이러한 희로애락의 감정이 일어나지 않을 때 균형이 맞는 상태인 中이 되는 것이다.

하지만 비록 희로애락의 감정이 일어나서 균형이 깨어졌다 할지라도(이때는 이미 균형이 깨어졌기 때문에 中이라 할 수 없다), 이를 반성하고 자신을 되돌아보면 절도에 맞고 평화스러운 것이다.

太陽人과 少陽人은 항상 슬퍼하고 화내는 마음을 경계하고 그러한 마음이 일어나지 않게 하여야 균형 있는 몸과 마음이 될 수 있다. 만약 슬퍼함과 화냄이 일어났다 할지라도 스스로 감정을 돌이켜보아 반성하고 감정을 추스린다면 절도에 맞고 평화로운 몸과 마음이 될 것이다.

太陰人과 少陰人은 항상 기뻐하고 즐거워하는 마음을 경계하고 그러한 마음이 일어나지 않게 하여야 균형 있는 몸과 마음이 될 수 있다. 만약 기뻐함과 즐거워함이 일어났다 할지라도 스스로 감정을 돌이켜보아 반성하고 감정을 추스린다면 절도에 맞고 평화로운 몸과 마음이 될 것이다.

>>>>>>>>>>>>>>>>>>>>>>

■ 사주팔자에 대하여

사주팔자에 대해 조금 더 살펴보자. 『東醫壽世保元』에서 운명을 정하는 것은 사주팔자가 아니다.

天地의 에너지, 즉 기운이라는 것이 있는데 사주란 인간이 태어날 때 이러한 기운이 인간의 운명을 정한다는 것이다. 인간은 태어나기 前에는 탯줄을 통해 어머니의 에너지를 받고 살아간다. 그리고 태어나는 순간 호흡을 통해 천지의 기운을 받게 된다. 이때 받는 천지의 기운이 인간의 운명을 정한다는 것이 사주다.

인간이 어머니의 뱃속에서 나오면 처음으로 천지의 기운을 흡입하게 된다. 그 前에는 어머니의 영양분을 흡수하며 자라난다. 이 처음으로 흡입하는 천지의 기운이 그 사람의 근본을 정한다는 것인데, 사주가 다르다는 말은 처음 흡입하는 에너지의 시발점이 다르다는 말이다. 이러한 시발점의 차이는 인간의 운명에 엄청난 영향을 끼치게 될 것이다. 이 에너지는 처음에는 별 차이가 없겠지만 시

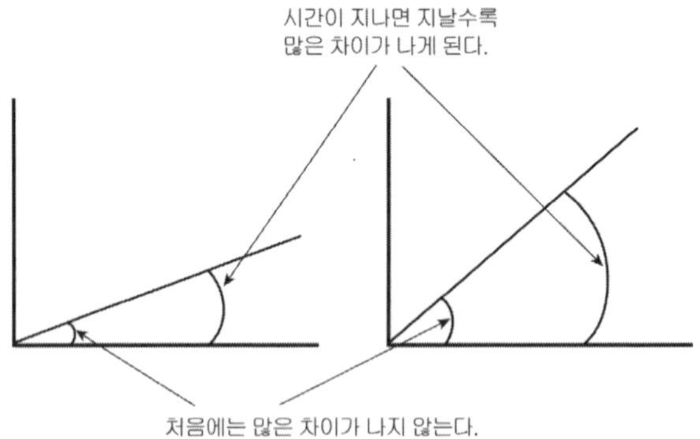

간이 지나면 지날수록 엄청난 차이를 보이게 된다.

하지만 사주팔자로 운명의 모든 것을 알 수가 없다. 왜냐하면 천지의 기운을 인간이 정확하게 알 수 없기 때문이다.

天地의 기운을 사주에서는 五運六氣로 파악하는데, 여기에 한계가 존재한다. 천지의 기운은 분명히 존재한다. 하지만 五運六氣로는 그 천지의 기운을 오차 없이 알 수 없다.

五運六氣는 천지의 기운을 파악하는 중요한 잣대이자 기준이다. 하지만 인간의 운명에 적용하기에는 많은 한계를 가지고 있다. 五運六氣로는 천지의 기운을 나눌 수는 있지만 정확하게 파악할 수는 없다. 몇십 년 전 천지의 기운(에너지)을 어떻게 五運六氣로 정확하게 파악할 수 있단 말인가?

필자는 1978년 2월 23일 새벽 5시 40분쯤 태어났다. 이때 내가 태어난 곳의 기운을 五運六氣만으로 어떻게 정확하게 알 수 있겠는가? 어느 정도 알 수는 있겠지만 모든 정보를 알 수는 없다. 만약 그때의 기운을 정확하게 계산하고 표현할 방법이 있다면 태어난 시로 운명을 더욱더 정확하게 알 수 있을 것이다. 하지만 五運六氣로는 모든 것을 알 수가 없다.

五運六氣는 태어난 시를 열두 가지로 나누어 파악한다. 24시간을 열두 가지로 나누어서 2시간 단위로 기운을 파악한다는 말이다. 여기에 정확도의 한계가 있는 것이다. 이것은 우주의 법칙을 담고 있는 원이 아니라 12각형이다. 새벽 5시 30분에서 7시 30분까지를 같은 시로 보고 같은 기운으로 파악하고 같은 운명으로 파악한다.

그런데 5시 40분과 6시는 엄청난 기운의 차이가 있다. 극단적으로 5시 40분과 7시는 1시간 20분이라는 차이가 있다. 1시간 20분은 많은 氣의 차이를 야기한다. 해와 달이 1시간 동안 얼마나 많이 움직였겠는가? 그러니 5시 40분과 7시 20분이 어떻게 천지의 기운이 같을 수 있겠는가?

더욱이 새벽 5시 25분과 5시 35분은 전혀 다른 시로 분류된다. 10분 차이지만 전혀 다른 기운으로 파악하는 것이다. 5시 40분과 5시 50분은 같은 시로 보면서 말이다.

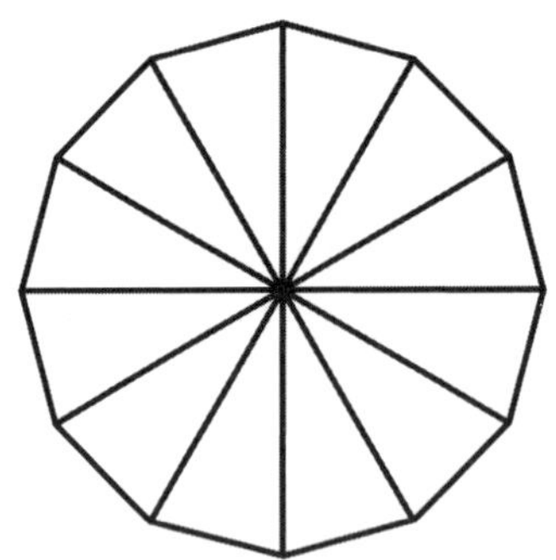

12각형 완전한 원이 못 된다.

원을 12부분으로 나누어서 천지의 기운을 파악하는데 이때 한계가 생긴다는 것이다. 즉 원이 되어야 완전한 것이며 모든 기운을 알 수 있는 것인데 五運六氣는 이러한 원을 12등분으로만 파악하기 때문에 완벽하지 못하다. 五運六氣는 원이 아니라 12각형이며, 12각형은 완벽하지 못하다. 만약 이를 더욱더 세분화하여 정확하게 파악할 수 방법이 있다면 사주로 알 수 있는 정보가 훨씬 많아질 것이다.

다시 한 번 말하지만 원을 12부분으로 나누어 파악하면 어느 정도는 알 수 있지만 모든 것을 정확하게 알 수는 없다.

또한 태어난 날, 태어난 시의 정확한 기운을 알고 표현한다 하더라도 그러한 기운이 인간의 운명을 100퍼센트 정한다고 말할 수 없다. 어느 정도 영향을 끼치겠지만 인간의 운명 전부라고 말할 수는 없다.

앞에서 살펴보았듯이 인간의 운명을 정하는 요소는 너무나도 많기 때문이다. 물론 수많은 정보가 들어온다고 하였을 때 그것을 해석하는 능력이 가장 중요하기는 하지만 외부 자극을 무시할 수가 없는 것이다. 사실 들어오는 정보보다 그것을 해석하는 능력이 훨씬 더 중요하다. 그래서 태어난 날의 기운이 운명에 많은 영향을 끼치는 것이다. 하지만 다른 요소들을 무시할 수는 없다. 우리의 마음과 행동에 영향을 끼치는 수많은 정보들이 존재하기 때문이다.

운명이란 끊임없이 변화한다. 운명을 계속 변화시키는 것은 그 사람의 행동과 마음이다. 물론 사주란 결국 그 사람의 마음을 보는 것이기는 하지만 태어났을 때의 기운만으로 그 사람의 현재 성향이나 마음이 100퍼센트 결정되는 것은 아니다.

정확하게 같은 시에 태어났다 하더라도(시, 분, 초까지 같을 때) 천지의 기운은 다른 것이다. 비록 같은 시라 하더라도 어느 지역인가에 따라서 천지의 기운이 다르다. 예를 들어 어느 해 어느 날 12시 20분 1초에 태어난 사람이 있다고 했을 때, 같은 장소가 아니라면 천지의 기운 또한 서로 달라진다. 예를 들면 서울의 12시 20분 1초일 때 하늘과 땅의 기운과 부산의 12시 20분 1초일 때 하늘과 땅의 기운은 서로 다를 것이기 때문이다.

사주는 이러한 지역적인 하늘과 땅의 기운은 무시하고 오로지 시로만 파악하기 때문에 한계가 존재할 수밖에 없다.

결론을 말하자면, 인간의 운명에 영향을 끼치는 것은 무수히 많다. 그러한 요소를 사주 하나만 가지고 판단할 수 없는 것이다. 그리고 현재 동양의 철학은 태어난 시의 정확한 천지 기운을 어느 정도는 알 수 있지만 정확하게는 알 수 없다. 그러한 사실들 때문에 사주에는 한계가 있는 것이다. 물론 사주가 틀렸다는 것이 아니다. 사주학도 인간을 파악하는 훌륭한 학문 중 하나이다.

운명을 알고자 한다면 사주도 도움이 되겠지만 李濟馬 선생님이 말했듯이 현재 자신의 지식과 행동을 관찰하면 된다(知行). 자신이 무엇을 알고 어떻게 행동하고 있느냐가 바로 자신의 운명인 것이다. 현재 자신의 생각과 지식, 평소 행동을 곰곰이 생각해본다면 자신의 미래를 알 수 있을 것이다.

그리고 행동의 변화가 형상의 변화를 가져온다. 생각과 행동은 얼마든지 바꿀 수 있고 계속 변하는 것이므로 인간의 운명은 계속 변화하게 된다. 그 결과 인간의 관상(형상)도 끊임없이 변하게 된다. 관상은 이러한 생각과 행동의 결과가 반영되어 형상으로 나타나는 것이기 때문에 그 정확도가 놀라울 정도이다.

이것은 四象醫學에서 그대로 적용된 이론이다. 만약 하체가 약한

少陽人이 마음을 수양하여 哀怒의 감정을 자제하고 居處에 힘을 쏟는다면 가늘었던 하체에 살이 붙어 튼튼해질 것이다. 자신의 행동에 따라 형상이 변하고 운명이 변하게 된다.

3. 擴充論

擴充論과 四端論 간에는 명백한 차이가 있다. 四端論에서는 희로애락의 性情 변화와 肺脾肝腎의 관계에 대해 논하였다. 그리고 擴擴充論에서는 天時·世會·人倫·地方, 事務·交遇·黨與·居處, 실제 우리의 생활, 神·氣·血·精, 性과 精의 또 다른(실질적인) 특징, 驕矜伐夸·奪侈懶竊 등이 나올 것이다. 이 단어들은 性命論에서 이미 언급된 바 있다. 여기서는 다시 한 번 四象人별로 나타나는 편차에 대하여 자세히 언급할 것이다.

그렇다면 四端論과 擴充論의 차이는 무엇일까?

擴充論은 우리가 사회생활을 하면서 실제로 접촉하고 행하는 내용들에 대해 다룬다. 四端論이 나의 몸과 마음, 즉 心身에 대한 내용이라면 擴充論은 이를 더욱 확대하여 나의 몸과 마음이 주위 환경과 접하면서 행동하게 되는 변화들에 대해 적어놓은 것이다. 그래서 실제 사회생활에 해당하는 事務, 交遇, 黨與, 居處에 대해 논하는 것이다.

이를 『格致藁』의 事心身物과 연계해서 본다면 다음과 같다.

易에는 太極이 있으니 太極이 兩儀를 생성하고 兩儀가 四象을 생성하며 四象이 팔괘를 생성한다고 하였다. 太極은 心이며 兩儀는 心身이며 四象은 事心身物이라고 하였다. 心身에서 확대되어 생성되는 것이 바로 事心身物이다.

四端論은 心身에 대하여 적어놓은 글이며 擴充論은 四象에 해당하는 事心身物에 대하여 적어놓은 글이다. 그래서 兩儀에서 확대되어 나오는 것이 四象이듯 四端論 다음에 擴充論이 되는 것이다. 兩儀의 心身이 四象의 事心身物이 되는 과정이 바로 四端論에서 擴充論이 되는 과정이다.

天時, 世會, 人倫, 地方, 事務, 交遇, 黨與, 居處는 모두 事와 物에 해당한다. 우리의 心身과 외부의 事, 物이 합쳐져서 변화하고 나타나는 과정을 적어놓은 것이 바로 擴充論이다.

事心身物을 알기 위해서는 먼저 心身에 대해 알아야 한다. 心身 다음에 事心身物이기 때문이다. 그래서 四端論이 먼저 나오며 뒤에 擴充論이 나오는 것이다.

太陽人 哀性遠散而 怒情促急

哀性遠散者 太陽之耳 察於天時而 哀衆人之相欺也 哀性 非他 聽也

怒情促急者 太陽之脾 行於交遇而 怒別人之侮己也 怒情 非他 怒也

태양인의 애성은 멀리 흐트러지며 노정은 몹시 급하다.

애성이 멀리 흐트러진다는 말은 태양인의 귀가 천시를 관찰함에 보통 사람들이 서로 속임을 슬퍼하는 것이다. 애성이란 다른 것이 아니라 듣는 것을 말한다.

노정이 몹시 급하다는 것은 태양인의 비가 사무를 행할 때 다른 사람들이 자신을 업신여기는 것에 대해 화내는 것을 말한다. 노정이란 다른 것이 아니라 화내는 것이다.

少陽人 怒性宏抱而 哀情促急

怒性宏抱者 少陽之目 察於世會而 怒衆人之相侮也 怒性 非他 視也

哀情促急者 少陽之肺 行於事務而 哀別人之欺己也 哀情 非他 哀也

소양인의 노성은 크게 품으며 애정은 몹시 급하다.

노성을 크게 품는다는 것은 소양인의 눈이 세회를 관찰할 때 사람들이 서로 업신여김을 화내는 것이다. 노성이란 다른 것이 아니라 보는 것이다.

애정이 촉급하다는 것은 소양인의 폐가 사무를 행할 때 다른 사람들이 자신을 속이는 것에 대해 슬퍼하는 것을 말한다. 애정이란 다른 것이 아니라 슬퍼하는 것이다.

太陰人 喜性廣張而 樂情促急

喜性廣張者 太陰之鼻 察於人倫而 喜衆人之相助也 喜性 非他 嗅也

樂情促急者 太陰之腎 行於居處而 樂別人之保己也 樂情 非他 樂也

태음인의 희성은 넓게 퍼지고 낙정은 몹시 급하다.

희성이 넓게 퍼지는 것은 태음인의 코가 인륜을 관찰할 때 사람들이 서로 도와줌을 기뻐하는 것이다. 희성이란 다른 것이 아니라 냄새 맡는 것이다.

낙정이 촉급하다는 것은 태음인의 신이 거처를 행할 때 다른 사람들이 자신을 지켜주는 것에 대해 즐거워하는 것이다. 낙정은 다른 것이 아니라 즐거워하는 것이다.

少陰人 樂性深確而 喜情促急

樂性深確者 少陰之口 察於地方而 樂衆人之相保也 樂性 非他 味也

喜情促急者 少陰之肝 行於黨與而 喜別人之助己也 喜情 非他 喜也

소음인의 락성은 깊이 굳으며 희정은 몹시 급하다.

락성이 깊이 굳다는 것은 소음인의 입이 지방을 관찰할 때 사람들이 서로 지켜줌을 즐거워하는 것이다. 락성은 다른 것이 아니라 맛보는 것이다.

희정이 촉급하다는 것은 소음인의 간이 당여를 행할 때 다른 사람들이 자기를 도와주는 것에 대해 기뻐하는 것이다. 희정이란 다른 것이 아니라 기뻐하는 것이다.

이 문장에서 性이란 무엇이며 情이란 무엇인지를 다시 한 번 설명해주고 있다.

性이란 듣고 보고 냄새 맡고 맛보는 것이고 情이란 다른 것이 아니라 희로애락의 감정을 드러내는 것이다. 性과 情은 어렵게 생각할 필요가 없다. 우리가 일상생활에서 듣고 보고 냄새 맡고 맛보는 것과 우리가 느끼고 표출하는 희로애락의 감정이 바로 性과 情이다.

우리가 무엇을 듣고 보고 맛보며 냄새 맡는지에 따라 우리의 감정이 변하게 된다. 아름다운 경치를 보거나 아름다운 소리를 들으면 우리 몸에서는 좋은 氣가 생긴다. 반대로 잔인한 장면을 보거나 좋지 못한 소리를 들으면 우리 몸에서는 좋지 못한 氣가 생긴다. 그렇기 때문에 耳目鼻口와 肺脾肝腎은 好善, 惡惡한다고 말한다.

이는 일상생활을 하면서 언제나 느낄 수 있다. 슬픈 영화나 기분 나쁜 영화를 보면 기운이 빠지면서 순간 우울해지는 경험을 다들 해 보았을 것이다. 이러한 마음을 바탕으로 희로애락이라는 감정이 생기고 이러한 감정을 표출하게 된다.

四象醫學은 어려운 내용이 아니다. 우리가 평소 생활하는 모습을 면밀히 관찰하여 인간이 사고하고 행동하는 과정을 四端으로 나누어서 설명한 의학이다. 상당히 실전적인 의학이며 논리적인 의학이다. 李濟馬 선생님은 위대한 심리학자라고도 할 수 있다.

여기에서 性은 察이라는 단어를 계속 사용하고 있다. 즉, 耳目鼻口의 쓰임은 우리의 주변 환경을 관찰하는 것이다. 察天時하고 察世會하며 察人倫하며 察地方한다. 性이란 다른 것이 아니라 듣고 보고 냄새 맡고 맛보는 것을 말한다. 그렇게 함으로써 우리 주변을 관찰하는 것이다.

여기에서 性은 性命論의 性과 같은 것이다. 性命論에서 性은 知라고 하였다. 性이란 아는 것인데, 어떻게 아느냐면 듣고 보고 냄새 맡고 맛보면서 아는 것이다. 만약 우리에게 耳目鼻口가 없다면 여러 가지 지식을 알 수가 없을 것이다. 耳目鼻口가 있기에 듣고 보고 냄새 맡고 맛보는 생활을 통하여 여러 가지 지식을 습득할 수 있다.

知라는 것은 듣고 보고 냄새 맡고 맛보는 것이다. 다른 것이 아니다. 우리가 배우고 알기 위해서 하는 모든 것은 우리의 耳目鼻口의 쓰임에 의해 가능하다. 바로 이것이 知이며 性인 것이다.

情에 대해 설명할 때 行이라는 단어가 계속 나오게 된다. 情이란 事務, 交遇, 黨與, 居處를 행하면서 드러내는 우리의 감정을 말한다. 그래서 각 체질의 情을 설명하면서 行이라는 단어를 계속 사용하는 것이다.

性命論은 知行論이다. 性情 또한 知行인 것이다. 性命論과 일맥상통하는 내용이다.

命이란 운명이며 운명은 곧 그 사람의 행동이라는 것을 깨달아야 한다. 그 사람의 행동은 곧 그 사람의 감정의 작용이다. 인간은 감정의 동물이다. 감정을 움직이는 것은 우리의 耳目鼻口에서 듣고 보고 냄새 맡고 맛보는 것들이다.

여기서 情은 다른 사람들이 자신을 업신여기고 속이고 지켜주고 도와주는 것이라고 하였다. 情은 사회생활에서 자신과 관련되어 일어나는 일들이다. 왜냐하면 情이란 나의 행동과 관련되기 때문이다.

반면 性은 서로 속이거나 업신여기거나 서로 지켜주거나 도와주는 것인데 이것은 나와 관련되어 일어나는 일들은 아니고 제삼자의 일에 관한 내용이다. 性은 주위를 관찰하는 것이다. 주위를 관찰하는 것은 나와 관련이 없는 일들이 많다. 텔레비전에서 살인사건이 일어났다는 장면을 보고 들었다고 했을 때 감정의 변화가 생길 수 있지만 이는 나와는 관련 없는 제삼자의 일이다. 반면 情은 내가 직접 경험하는 일인칭의 일이다. 이것 또한 知와 行의 차이이다. 知는 내가 경험하지 못한 것들을 보고 들어 알 수 있지만, 行이란 것은 내가 직접 행하는 것을 말하기 때문이다. 그래서 情에는 자기 '己' 자가 들어가고 性에는 '衆人之相'이라는 말이 나온다.

여기서 나오는 내용은 心身이 事, 物과 어떻게 작용하는지에 대한 구체적인 설명이다.

> 太陽之耳 能廣博於天時而 太陽之鼻 不能廣博於人倫
> 太陰之鼻 能廣博於人倫而 太陰之耳 不能廣博於天時
> 少陽之目 能廣博於世會而 少陽之口 不能廣博於地方
> 少陰之口 能廣博於地方而 少陰之目 不能廣博於世會

태양인의 귀는 천시에 널리 통한다. 태양인의 코는 인륜에 널리 통하지 못한다.

태음인의 코는 인륜에 널리 통한다. 태음인의 귀는 천시에 널리 통하지 못한다.

소양인의 눈은 세회에 널리 통한다. 소양인의 입은 지방에 널리 통하지 못한다.

소음인의 입은 지방에 널리 통한다. 소음인의 눈은 세회에 널리 통하지 못한다.

耳目鼻口의 性에 대한 설명이다. 여기서 중요한 것은 性의 작용은 우주의 원리와 일치하기 때문에 太陽과 太陰이 반대가 되고(肝과 肺) 少陽과 少陰이 반대가 된다는 것이다.

肺大肝小, 肝大肺小, 脾大腎小, 腎大脾小가 되는 원리에는 두 가지 작용이 있다. 바로 性과 情의 작용이다. 이 性과 情은 다르게 작용하는데 形이 다르기 때문이다. 形이 다르면 그 氣 또한 변하게 된다.

太陽之脾 能勇統於交遇而 太陽之肝 不能雅立於黨與

少陰之肝 能雅立於黨與而 少陰之脾 不能勇統於交遇

少陽之肺 能敏達於事務而 少陽之腎 不能恒定於居處

太陰之腎 能恒定於居處而 太陰之肺 不能敏達於事務

태양인의 비는 교우를 용통한다. 태양인의 간은 당여에 아립하지 못한다.

소음인의 간은 당여에 아립한다. 소음인의 비는 교우에 용통하지 못하다.

소양인의 폐는 사무에 민달하다. 소양인의 신은 거처에 항정하지 못한다.

태음인의 신은 거처에 항정한다. 태음인의 폐는 사무에 민달하지 못한다.

太陽之脾 少陽之肺 少陰之肝 太陰之腎이라는 대목은 肺大肝小한 太陽人의 脾에 대해 언급한 것이다. 그리고 脾大腎小한 少陽人에게 전혀 상관없을 것 같은 肺에 대해서도 나온다.

여기서 肺脾肝腎의 事務, 交遇. 黨與, 居處는 情의 변화에 해당한다. 情이란 性이 極해진 것으로 極해지면 모든 것은 변하게 되어 있다. 哀性이 極해지면 怒情이 되고 怒性이 極해지면 哀情이 된다. 喜性이 極해지면 樂情이 되고 樂性이 極해지면 喜情이 된다. 왜냐하면 哀怒의 氣는 상성하고 喜樂의 氣는 相補하기 때문이다.

五行의 상생과도 약간 비슷한데 五行이 돌아가는 법칙과는 완전히 다르다. 五行에서는 木火土金水의 순으로 상생하면서 원을 그리며 끊임없이 영원히 반복하게 되지만, 四象의 性情에서는 그렇지 않다. 四象醫學에서는 우리 인간이 영원 불멸의 존재가 아니라고 본다. 그러므로 四象醫學에서는 우리 인간에게 五行이 법칙이 중요하지 않다고 보며, 五行보다 四端이 우선이다. 왜냐하면 우리의 형상이 五行처럼 원으로 되어 있지 못하기 때문이다. 그 形에 그 氣요 그 氣에 그 마음이다. 완전한 원의 형상이 아닌 우리 인간이 어떻게 완전한 五行의 기운으로 끊임없이 순환하겠는가?

哀怒는 서로 이루기 때문에 슬퍼하면 화나게 되고 화가 심해지면 슬퍼서 눈물이 난다. 슬픔이 극에 달했다고 해서 즐거워지거나 재미있어지는 것은 아니다.

哀性이 怒情으로 변하는 것은 일상생활에서 흔히 발견할 수 있다. 예를 들어 사랑하는 사람이 죽었을 때 너무 슬프다 보면 모든 것에 대해 화가 나게 된다. 조금 슬프다고 화가 나는 것은 아니다. 슬픔이 극에 달하면 화가 나게 된다.

怒性이 哀情으로 변하는 것도 쉽게 발견할 수 있다. 화가 너무 나다 보면 화를 못 이겨 눈물이 난다. 화나는 일이 생기면 슬픈 일이 생기게 되고, 화가 극에 달하면 슬픈 마음이 생겨난다. 너무 억울하여 화가 심하게 나면 눈물이 나게 된다. 이러한 모든 현상은 哀怒가 상성하기 때문이다. 喜樂도 마찬가지이다. 재미있는 일은 즐거워지고 기뻐지며, 기쁘고 즐거우면 재미있다.

哀怒와 喜樂의 性情 변화는 우리 인간의 심리에 대한 관찰의 결과이다. 哀와 怒의 감정은 서로서로 따라가며, 喜와 樂의 감정은 서로서로 따라간다. 哀性이 발달한 太陽人은 반드시 怒情이 따라가게 되어 있다. 怒情이란 脾가 있는 곳이다. 그런 까닭에 太陽人의 脾가 나오는 것이다.

이와 같은 性과 情의 변화는 우리 인체의 형상을 면밀히 관찰하고 연구한 결과이다. 性과 情이 변하기 때문에 太陽人의 脾가 나오고 少陽人의 肺, 少陰人의 肝, 太陰人의 腎이 나오는 것이다.

太陽人은 性의 변화와 情의 변화에서 모두 肝이 약해지게 되어 있다. 少陽人은 性과 情의 변화에서 모두 腎이 약해지게 되어 있다. 少陰人은 性과 情의 변화에서 모두 脾가 약해지게 되어 있다. 太陰人은 性과 情의 변화에서 모두 肺가 약해지게 되어 있다. 太陽人은 항상 肝이 保命之主이며 太陰人은 항상 肺가 保命之主이다. 少陽人은 항상 腎이 保命之主이며 少陰人은 항상 脾가 保命之主이다.

太陽之聽 能廣博於天時故 太陽之神 充足於頭腦而 歸肺者 大也
太陽之嗅 不能廣博於人倫故 太陽之血 不充足於腰脊而 歸肝者 小也
太陰之嗅 能廣博於人倫故 太陰之血 充足於腰脊而 歸肝者 大也
太陰之聽 不能廣博於天時故 太陰之神 不充足於頭腦而 歸肺者 小也
少陽之視 能廣博於世會故 少陽之氣 充足於背膂而 歸脾者 大也
少陽之味 不能廣博於地方故 少陽之精 不充足於膀胱而 歸腎者 小也
少陰之味 能廣博於地方故 少陰之精 充足於膀胱而 歸腎者 大也
少陰之視 不能廣博於世會故 少陰之氣 不充足於背膂而 歸脾者 小也

태양인의 들음은 천시에 널리 통하기 때문에 태양인의 신은 두뇌에 충족되어 폐로 돌아가는 것이 크다.

태양인의 냄새 맡음은 인륜에 널리 통하지 않기 때문에 태양인의 혈은 요척에 충족 되지 않아 간으로 돌아가는 것이 작다.

태음인의 냄새 맡음은 인륜에 널리 통하므로 태음인의 혈은 요척에 충족되어 간으로 돌아가는 것이 크다.

태음인의 들음은 천시에 널리 통하지 않기 때문에 태음인의 신은 두뇌에 충족되지 않아 폐로 돌아가는 것이 작다.

소양인의 보는 것은 세회에 널리 통하기 때문에 소양인의 기는 배려에 충족되어 비로 돌아가는 것이 크다.

소양인의 맛봄은 지방에 널리 통하지 않기 때문에 소양인의 정은 방광에 충족되지 않아 신으로 돌아가는 것이 작다.

소음인의 맛보는 것은 지방에 널리 통하기 때문에 소음인의 정은 방광에 충족되어 신으로 돌아가는 것이 크다.

소음인의 보는 것은 지방에 널리 통하지 않기 때문에 소음인의 기는 배려에 충족되지 않아 비로 돌아가는 것이 작다.

몸(臟腑)과 마음의 관계에 대해 설명해놓은 문장으로, 臟腑論 편에서 자세히 설명하도록 하겠다. 四象醫學을 이해하는 데 반드시 필요한 정말 중요한 내용이다.

太陽之怒 能勇統於交遇故 交遇 不侮也

太陽之喜 不能雅立於黨與故 黨與 侮也

是故 太陽之暴怒 不在於交遇而 必在於黨與也

少陰之喜 能雅立於黨與故 黨與 助也

少陰之怒 不能勇統於交遇故 交遇 不助也

是故 少陰之浪喜 不在於黨與而 必在於交遇也

少陽之哀 能敏達於事務故 事務 不欺也

少陽之樂 不能恒定於居處故 居處 欺也

是故 少陽之暴哀 不在於事務而 必在於居處也

太陰之樂 能恒定於居處故 居處 保也

太陰之哀 不能敏達於事務故 事務 不保也

是故 太陰之浪樂 不在於居處而 必在於事務也

태양인의 화냄은 교우에 용통하기 때문에 교우에서 업심여김이 없다.

태양인의 기뻐함은 당여에 아렵하지 못하기 때문에 당여에 업심여김이 있다.

그러한 리유로 태양인의 크게 노함은 교우에 있지 않고 반드시 당여에 있게 된다.

소음인의 기뻐함은 당여에 아렵하기 때문에 당여에 도와줌이 있다.

소음인의 화냄은 교우에 용통하지 못하기 때문에 교우에 도와줌이 없다.

그러한 이유로 소음인의 격한 기뻐함은 당여에 있지 않고 반드시 교우에 있게 된다.

소양인의 슬퍼함은 사무에 민달하기 때문에 사무에 속임이 없다.

소양인의 즐거워함은 거처에 항정하지 못하기 때문에 거처에 속임이 있다.

그러한 이유로 소양인의 크게 슬퍼함은 사무에 있지 않고 반드시 거처에 있게 된다.

태음인의 즐거워함은 거처에 항정하기 때문에 거처에 지켜줌이 있다.

태음인의 슬퍼함은 사무에 민달하지 못하기 때문에 사무에 지켜줌이 없다.

그러한 이유로 태음인의 지나친 즐거워함은 거처에 있지 않고 반드시 사무에 있게 된다.

희로애락은 情의 변화를 가리킨다. 情이 변화하면 太陽人은 脾의 怒情이 동하며 少陽人은 肺의 哀情이, 少陰人은 肝의 喜情이, 太陰人은 腎의 樂情이 동하게 된다. 이러한 情은 肺는 腎과 반대가 되며

脾는 肝과 반대가 된다.

肺大肝小한 太陽人은 脾에 해당하는 交遇를 잘하는데 이러한 交遇에 너무 힘쓰게 되면 반대가 되는 기운인 黨與가 약해진다. 그런데 黨與가 약해지는 원인에는 두 가지가 있다. 첫 번째는 위에 나와 있듯이 太陽人 자체가 喜性이 약하기 때문에 肝으로 돌아가는 기운이 약하기 때문이다. 그리고 나머지 하나는 脾의 怒情이 너무 강하여 怒情이 肝을 치기 때문이다. 이때 怒情에 해당하는 交遇는 잘하게 되고 喜情에 해당하는 黨與는 못하게 되는데 黨與가 못하게 되는 것은 暴怒의 기운으로 인하여 氣가 상승하여 肝을 공격하기 때문이다. 즉, 黨與가 못하게 되는 것은 脾의 暴怒한 怒情 때문이다. 怒의 情이 黨與로 가면 黨與를 공격하는 기운이 되므로 暴怒의 기운은 脾의 交遇가 아닌 肝의 黨與에 있게 되는 것이다. 怒의 기운은 交遇를 잘하게 하지만 暴怒의 기운이 되면 肝을 공격하는 邪氣가 된다. 이때 暴怒의 기운은 肝으로 가게 된다. 고로 肝에 해당하는 黨與에 있는 것이다.

腎大脾小한 少陰人은 肝에 해당하는 黨與를 잘하는데 이러한 黨與에 너무 힘쓰게 되면 반대가 되는 기운인 交遇가 약해진다. 그런데 交遇가 약해지는 원인에는 두 가지가 있다. 첫 번째는 위에 나와 있듯이 少陰人 자체가 怒性이 약하기 때문에 脾로 돌아가는 기운이 약하기 때문이다. 그리고 나머지 하나는 肝의 喜情이 너무 강하여 喜情이 脾를 치기 때문이다. 이때 喜情에 해당하는 黨與는 잘하게 되고 怒情에 해당하는 交遇는 못하게 되는데 交遇가 못하게 되는 것은 暴喜의 기운으로 인하여 氣가 하강하여 脾를 공격하기 때문이다. 즉, 交遇가 못하게 되는 것은 肝의 暴喜한 喜情 때문이다. 肝의 喜情이 交遇로 가면 交遇를 공격하는 기운이 되므로 暴喜의 기운은 肝의 黨與가 아닌 脾의 交遇에 있게 되는 것이다. 喜의 기운은 黨與를 잘하게 하지만 暴喜의 기운이 되면 脾를 공격하는 邪氣가 된다. 이때 暴喜의 기운은 脾로 가게 된다. 고로 脾에 해당하는 交遇에 있는 것이다.

脾大腎小한 少陽人은 肺에 해당하는 事務를 잘하는데 이러한 事務에 너무 힘쓰게 되면 반대가 되는 기운인 居處가 약해진다. 그런데 居處가 약해지는 원인에는 두 가지가 있다. 첫 번째는 위에 나와 있듯이 少陽人 자체가 樂性이 약하기 때문에 腎으로 돌아가는 기운이 약하기 때문이다. 그리고 나머지 하나는 肺의 哀情이 너무 강하여 哀情이 腎을 치기 때문이다. 이때 哀情에 해당하는 事務는 잘하게 되고 樂情에 해당하는 居處는 못하게 되는데 居處가 못하게 되는 것은 暴哀의 기운으로 인하여 氣가 상승하여 腎을 공격하기 때문이다. 즉, 居處가 못하게 되는 것은 肺의 暴哀한 哀情 때문이다. 哀의 情이 居處로 가면 居處를 공격하는 기운이 되므로 暴哀의 기운은 肺의 事務가 아닌 腎의 居處에 있게 되는 것이다. 哀의 기운은 事務를 잘하게 하지만 暴哀의 기운이 되면 腎을 공격하는 邪氣가 된다. 이때 暴哀의 기운은 腎으로 가게 된다. 고로 腎에 해당하는 居處에 있는 것이다.

肝大肺小한 太陰人은 腎에 해당하는 居處를 잘하는데 이러한 居

處에 너무 힘쓰게 되면 반대가 되는 기운인 事務가 약해진다. 그런데 事務가 약해지는 원인에는 두 가지가 있다. 첫 번째는 위에 나와 있듯이 太陰人 자체가 哀性이 약하기 때문에 肺로 돌아가는 기운이 약하기 때문이다. 그리고 나머지 하나는 腎의 樂情이 너무 강하여 樂情이 肺를 치기 때문이다. 이때 樂情에 해당하는 居處는 잘하게 되고 哀情에 해당하는 事務는 못하게 되는데 事務가 못하게 되는 것은 暴樂의 기운으로 인하여 氣가 하강하여 肺를 공격하기 때문이다. 즉, 事務가 못하게 되는 것은 腎의 暴樂한 樂情 때문이다. 腎의 樂이 居處로 가면 居處를 공격하는 기운이 되므로 暴樂의 기운은 腎의 居處가 아닌 肺의 事務에 있게 되는 것이다. 樂의 기운은 居處를 잘하게 하지만 暴樂의 기운이 되면 肺를 공격하는 邪氣가 된다. 이때 暴樂의 기운은 肺로 가게 된다. 고로 肺에 해당하는 事務에 있는 것이다.

情과 관련되는 문장은 太陽人과 少陰人이 짝이 되고, 少陽人과 太陰人이 서로 짝이 되게 적어놓았다. 그리고 性과 관련되는 문장은 太陽人과 太陰人이 짝이 되고, 少陽人과 少陰人이 서로 짝이 되게 적어놓았다.

『東醫壽世保元』은 굉장히 논리정연한 글로 앞뒤의 말이 絶妙하게 맞아 들어가며 하나의 단어, 하나의 글자도 이유가 없는 것이 없다. 글의 순서 또한 굉장히 논리적이며 모두 이유가 있다.

太陽之交遇 可以怒治之而 黨與 不可以怒治之

若遷怒於黨與則 無益於黨與而 肝傷也

少陰之黨與 可以喜治之而 交遇 不可以喜治之

若遷喜於交遇則 無益於交遇而 脾傷也

少陽之事務 可以哀治之而 居處 不可以哀治之

若遷哀於居處則 無益於居處而 腎傷也

太陰之居處 可以樂治之而 事務 不可以樂治之

若遷樂於事務則 無益於事務而 肺傷也

태양인의 교우를 노로 다스리는 것은 옳다 할 수 있지만 당여를 노로 다스리는 것은 옳지 못하다.

만약 화내는 마음이 당여에 옮겨 가면 당여에 이익 될 것이 없으며 간이 손상된다.

소음인의 당여를 희로 다스리는 것은 옳다 할 수 있지만 교우를 희로 다스리는 것은 옳지 못하다.

만약 기뻐하는 마음이 교우에 옮겨 가면 교우에 이익 될 것이 없으며 비가 손상된다.

소양인의 사무를 애로 다스리는 것은 옳다 할 수 있지만 거처를 애로 다스리는 것은 옳지 못하다.

만약 슬퍼하는 마음이 거처에 옮겨 가면 거처에 이익 될 것이 없으며 신이 손상된다.

태음인의 거처를 락으로 다스리는 것은 옳다 할 수 있지만 사무를 락으로 다스리는 것은 옳지 못하다.

만약 즐거워하는 마음이 사무에 옮겨 가면 사무에 이익 될 것이 없으며 폐가 손상된다.

怒의 기운은 交遇를 잘하게 만들어주지만 상승하는 陽의 기운이기 때문에 下焦를 상하게 한다. 그중에서도 반대인 肝 부위를 상하게 한다(이는 怒情이기 때문이다. 怒性은 肝을 상하게 하지 않는다). 太陽人의 怒情은 交遇를 잘하게 하는 동시에 黨與를 못하게 만드는 양면성이 있다. 하나에 치우치면 하나는 잘하게 되지만 그로 인해 반드시 약해지는 부분이 존재하게 된다. 中央之心의 균형이 깨어지는 것이다. 만약 성인의 心처럼 중앙에 높게 솟아서 치우치지 않는다면 太陽人이라 할지라도 黨與에 업신여김이 없을 것이다. 怒氣는 橫升하기 때문에 放降하는 喜氣와 반대가 된다.

哀의 기운은 事務를 잘하게 만들어주지만 상승하는 陽의 기운이기 때문에 下焦를 상하게 한다. 그중에서도 반대인 腎 부위를 상하게 한다(이는 哀情이기 때문이다. 哀性은 肝을 상하게 하지 않는다). 少陽人의 哀情은 事務를 잘하게 하는 동시에 居處를 못하게 만드는 양면성이 있다. 하나에 치우치면 하나는 잘하게 되지만 그로 인해 반드시 약해지는 부분이 존재하게 된다. 中央之心의 균형이 깨어지는 것이다. 만약 성인의 心처럼 중앙에 높게 솟아서 치우치지 않는다면 少陽人이라 할지라도 居處에 업신여김이 없을 것이다. 哀氣는 直升하기 때문에 陷降하는 樂氣와 반대가 된다.

喜의 기운은 黨與를 잘하게 만들어주지만 하강하는 陰의 기운이기 때문에 上焦를 상하게 한다. 그중에서도 반대인 脾 부위를 상하게 한다(이는 喜情이기 때문이다. 喜性은 肝을 상하게 하지 않는다). 少陰人의 喜情은 黨與를 잘하게 하는 동시에 交遇를 못하게 만드는 양면성이 있다. 하나에 치우치면 하나는 잘하게 되지만 그로 인해 반드시 약해지는 부분이 존재하게 된다. 中央之心의 균형이 깨어지는 것이다. 만약 성인의 心처럼 중앙에 높게 솟아서 치우치지 않는다면 少陰人이라 할지라도 交遇에 업신여김이 없을 것이다. 喜氣는 放降하기 때문에 橫升하는 怒氣와 반대가 된다.

樂의 기운은 居處를 잘하게 만들어주지만 하강하는 陰의 기운이기 때문에 上焦를 상하게 한다. 그중에서도 반대인 肝 부위를 상하게 한다(이는 樂情이기 때문이다. 樂性은 肝을 상하게 하지 않는다). 太陰人의 樂情은 居處를 잘하게 하는 동시에 事務를 못하게 만드는 양면성이 있다. 하나에 치우치면 하나는 잘하게 되지만 그로 인해 반드시 약해지는 부분이 존재하게 된다. 中央之心의 균형이 깨어지는 것이다. 만약 성인의 心처럼 중앙에 높게 솟아서 치우치지 않는다면 太陰人이라 할지라도 事務에 업신여김이 없을 것이다. 樂氣는 陷降하기 때문에 直升하는 哀氣와 반대가 된다.

太陽之性氣 恒欲進而 不欲退
少陽之性氣 恒欲擧而 不欲措
太陰之性氣 恒欲靜而 不欲動
少陰之性氣 恒欲處而 不欲出

태양인의 성기는 항상 나아가려 하고 물러나려 하지 않는다.
소양인의 성기는 항상 들려 하고 놓으려 하지 않는다.

태음인의 성기는 항상 고요하려 하고 움직이려 하지 않는다.

소음인의 성기는 항상 머물려 하고 나가려 하지 않는다.

性의 특징에 대해서 이야기해주고 있다. 性氣는 太陽과 太陰이 짝이 되고 少陽과 少陰이 짝이 된다. 그래서 太陽人, 少陽人, 太陰人, 少陰人 순으로 적어놓은 것이다.

太陽과 少陽은 陽의 기운이고 太陰과 少陰은 陰의 기운이다. 太陽은 呼散의 기운이기 때문에 나아가려 하고 少陽은 상승의 기운이기 때문에 擧하려고 한다. 太陰은 吸의 기운이기 때문에 靜하려 하고 少陰은 하강의 기운이기 때문에 처하려 하고 出하려 하지 않는다. 出은 상승의 개념이다.

太陽之進 量可而進也 自反其材而不莊 不能進也

少陽之擧 量可而擧也 自反其力而不固 不能擧也

太陰之靜 量可而靜也 自反其知而不周 不能靜也

少陰之處 量可而處也 自反其謀而不弘 不能處也

태양인의 나아감은 스스로 헤아려 가능할 때 나아갈 수 있다. 스스로 그 재능을 돌이켜보아 엄격하지 못하다면 나아가지 못한다.

소양인의 듦은 스스로 헤아려 가능할 때 들 수 있다. 스스로 그 힘을 돌이켜보아 견고하지 못하다면 들 수 없다.

태음인의 고요함은 스스로 헤아려 가능할 때 고요할 수 있다. 스스로 그 지식을 돌이켜보아 두루 미치지 못한다면 고요할 수 없다.

소음인의 머무름은 스스로 헤아려 가능할 때 머무를 수 있다. 스스로 그 꾀를 돌이켜보아 넓지 못하다면 머무를 수 없다.

각 체질의 大한 臟腑의 性이라고 해서 무조건 저절로 이루어지지 않는다는 것을 설명해주는 말이다.

太陽人의 耳가 天時에 널리 통하지만 이 또한 돌이켜보아 엄격하여야 한다는 것이다. 少陽人의 目이 世會에 널리 통하지만 이 또한 돌이켜보아 견고하여야 한다는 것이다. 太陰人의 鼻가 人倫에 널리 통하지만 이 또한 돌이켜보아 두루 미쳐야 한다는 것이다. 少陰人의 口가 지방에 널리 통하지만 이 또한 돌이켜보아 두루 미쳐야 한다는 것이다. 체질마다 각기 하나씩 가지고 있는 강한 기운이 있지만 이 또한 돌이켜보고 노력하여야 한다는 것이다. 타고난 재능이 있다 하더라도 갈고닦아야 되는 것이다. 무엇이든 저절로 이루어지는 것은 없다.

太陽人이 天時에 널리 통한다 하더라도 돌이켜보고 노력하지 않는다면 太陰人의 天時보다 널리 통하지 못할 수도 있다. 太陽人이 天時에 널리 통한다는 것은 한 개인을 두고 파악했을 때 人倫에 비해 상대적으로 널리 통한다는 것이다. 太陽人이 人倫에 비해 天時에 널리 통한다 할지라도 갈고닦지 않으면 널리 통하지 못한다는 의미이다. 모든 太陽人이 太陰人에 비해 天時에 널리 통한다는 것이 아니라 한 개인의 臟腑에서 人倫에 비해 天時가 널리 통한다는 것을 말한다. 이는 情 또한 마찬가지이다. 太陽人이 아무리 交遇에 능하다 할지라도 少陰人보다 交遇에 능하지 못한 太陽人도 존재한다. 하지만 太陽人이 交遇에 능하지 못하면 黨與에는 더욱더 능하지 못하다.

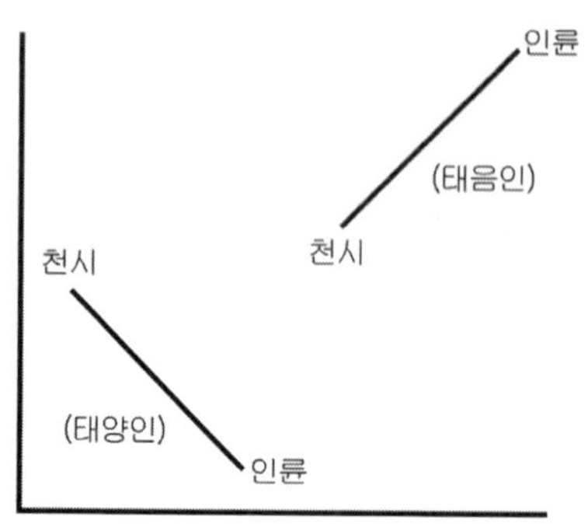

태음인, 태양인 비교: 태음인의 天時가 오히려 더 높은 경우

太陰人이 人倫에 널리 통한다 하더라도 돌이켜보고 노력하지 않는다면 太陽人의 人倫보다 널리 통하지 못할 수도 있다. 太陰人이 人倫에 널리 통한다는 것은 한 개인을 두고 파악했을 때 天時에 비해 상대적으로 널리 통한다는 것이다. 太陰人이 天時에 비해 人倫에 널리 통한다 할지라도 갈고닦지 않으면 널리 통하지 못한다는 의미이다. 모든 太陰人이 太陽人에 비해 人倫에 널리 통한다는 것이 아니라 한 개인의 臟腑에서 天時에 비해 人倫이 널리 통한다는 것을 말한다. 이는 情 또한 마찬가지이다. 太陰人이 아무리 居處에 능하다 할지라도 少陽人보다 居處에 능하지 못한 太陰人도 존재한다. 하지만 太陰人이 居處에 능하지 못하면 交遇에는 더욱더 능하지 못

하다.

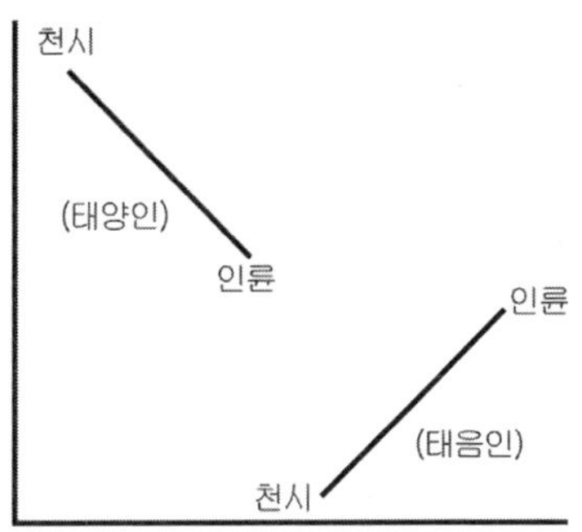

태음인, 태양인 비교: 태양인의 人倫이 오히려 더 높은 경우

少陽人이 世會에 널리 통한다 하더라도 돌이켜보고 노력하지 않는다면 少陰人의 世會보다 널리 통하지 못할 수도 있다. 少陽人이 世會에 널리 통한다는 것은 한 개인을 두고 파악했을 때 地方에 비해 상대적으로 널리 통한다는 것이다. 少陽人이 지방에 비해 世會에 널리 통한다 할지라도 갈고닦지 않으면 널리 통하지 못한다는 의미이다. 모든 少陽人이 少陰人에 비해 世會에 널리 통한다는 것이 아니라 한 개인의 臟腑에서 지방에 비해 世會가 널리 통한다는 것을 말한다. 이는 情 또한 마찬가지이다. 少陽人이 아무리 事務에 능하다 할지라도 太陰人보다 事務에 능하지 못한 少陽人도 존재한다. 하지만 少陽人이 事務에 능하지 못하면 居處에는 더욱더 능하지 못하다.

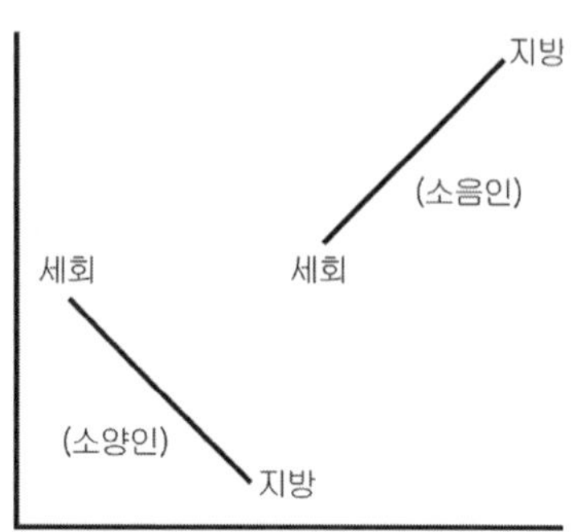

소양인, 소음인 비교: 少陰人이 世會에 비해 오히려 더 높은 경우

少陰人이 지방에 널리 통한다 하더라도 돌이켜보고 노력하지 않는다면 少陽人의 지방보다 널리 통하지 못할 수도 있다. 少陰人이 지방에 널리 통한다는 것은 한 개인을 두고 파악했을 때 世會에 비해 상대적으로 널리 통한다는 것이다. 少陰人이 世會에 비해 지방에 널리 통한다 할지라도 갈고닦지 않으면 널리 통하지 못한다는 의미이다. 모든 少陰人이 少陽人에 비해 지방에 널리 통한다는 것이 아니라 한 개인의 臟腑에서 世會에 비해 지방이 널리 통한다는 것을 말한다. 이는 情 또한 마찬가지이다. 少陰人이 아무리 黨與에 능하다 할지라도 太陽人보다 黨與에 능하지 못한 少陰人도 존재한다. 하지만 少陰人이 黨與에 능하지 못하면 交遇에는 더욱더 능하지 못하다.

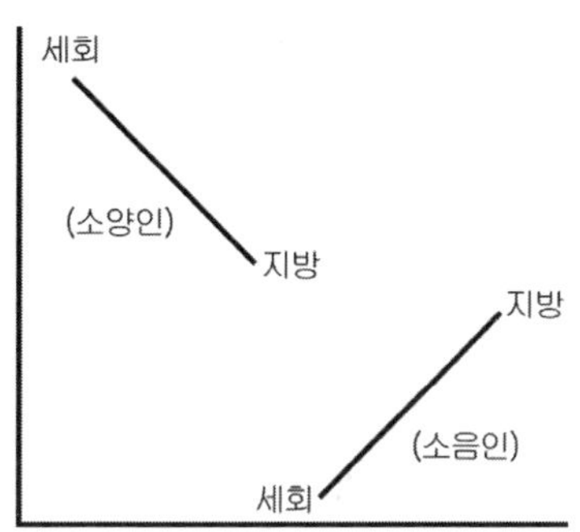

소양인, 소음인 비교: 少陽人의 지방이 오히려 더 높은 경우

材는 肺에 해당하며 太陽人의 특징이다. 力은 脾에 해당하며 少陽人의 특징이다. 知는 肝에 해당하며 太陰人의 특징이다. 謀는 腎에 해당하며 少陰人의 특징이다.

太陽之情氣 恒欲爲雄而 不欲爲雌
少陰之情氣 恒欲爲雌而 不欲爲雄
少陽之情氣 恒欲外勝而 不欲內守
太陰之情氣 恒欲內守而 不欲外勝

태양인의 정기는 항상 수컷이 되려 하고 암컷이 되려 하지 않는다.
소음인의 정기는 항상 암컷이 되려 하고 수컷이 되려 하지 않는다.
소양인의 정기는 항상 겉으로 이기려 하고 안으로 지키려 하지 않는다.
태음인의 정기는 항상 안으로 지키려 하고 겉으로 이기려 하지 않는다.

情氣의 성질을 설명하는 글이다. 情氣는 太陽과 少陰이 반대가 되고 少陽과 太陰이 반대가 된다. 情은 몸통에 해당하는 기운이기 때문이다.

실제 생활에서도 少陽人과 太陰人의 경우 겉으로 드러나는 성격이 반대기 때문에 少陽人과 太陰人이 같이 생활하거나 교류하면 서로의 장단점을 보완하므로 문제가 많이 생기지 않는다. 少陽人과 太陰人의 궁합이 서로 맞는 것이다. 太陽人과 少陰人의 경우도 겉으로 드러나는 성향이 반대기 때문에 같이 생활하거나 교류하면 서로의 장단점을 보완하므로 문제가 많이 생기지 않고 서로 윈윈하는 관계가 될 수 있다.

太陽人과 少陰人의 암컷과 수컷, 少陽人과 太陰人의 外勝과 內守에서 보듯 情을 설명하면서 완전히 반대되는 개념을 대비시켜놓았다. 하지만 性은 그렇지 않았다. 어느 정도 대비되는 개념이긴 하지만 情을 설명할 때처럼 완전히 반대되는 개념을 적어놓지는 않았다.

이는 情이 반대되는 개념을 공격하는 것이기 때문이다. 즉, 암컷이 되면 수컷이 될 수 없으며 수컷이 되면 암컷이 될 수 없다. 또한 外勝하면 內守할 수 없으며 內守하면 外勝할 수 없다.

『東醫壽世保元』은 모든 단어 하나하나가 치밀한 계산하에 적혔음을 다시 한 번 확인할 수 있다.

太陽之人 雖好爲雄 亦或宜雌 若全好爲雄則 放縱之心 必過也
少陰之人 雖好爲雌 亦或宜雄 若全好爲雌則 偸逸之心 必過也
少陽之人 雖好外勝 亦宜內守 若全好外勝則 偏私之心 必過也
太陰之人 雖好內守 亦宜外勝 若全好內守則 物欲之心 必過也

태양인은 비록 수컷이 되기를 좋아하지만 또한 간혹 암컷이 되는 것이 마땅할 때도 있다. 만약 순전히 수컷이 되기만을 좋아한다면 방종하는 마음이 반드시 과할 것이다.

소음인은 비록 암컷이 되기를 좋아하지만 또한 간혹 수컷이 되는 것이 마땅할 때도 있다. 만약 순전히 암컷이 되기만을 좋아한다면 투일하는 마음이 반드시 과할 것이다.

소양인은 비록 겉으로 이기는 것을 좋아하지만 또한 안으로 지키는 것이 마땅할 때가 있다. 만약 순전히 겉으로 이기려고만 한다면 편사의 마음이 반드시 과할 것이다.

태음인은 비록 안으로 지키는 것을 좋아하지만 또한 겉으로 이기는 것이 마땅할 때가 있다. 만약 순전히 안으로 지키려고만 한다면 물욕의 마음이 반드시 과할 것이다.

역시 太陽과 少陰, 少陽과 太陰이 서로 짝이 되어 있다. 情의 변화기 때문이다.

太陽人은 呼散의 기운이 강한 陽人이기 때문에 수컷이 되려고 한다. 수컷이 되려고 하다 보면 암컷과 같은 마음은 부족해진다. 수컷과 암컷의 마음은 서로 반대기 때문이다. 너무 양적인 성향으로 가면 음적인 면이 반드시 부족해진다. 그래서 자신을 되돌아보고 암컷의 성격을 가져야 할 때도 있는데 수컷의 마음으로만 너무 치우치면 반드시 문제가 생긴다. 이는 과하고 偏急된 것으로 太陽人 같은 경우는 肝을 상하게 하고 居處를 황폐하게 만든다. 다른 체질 또한 마찬가지이다.

여기서 강조하는 바는 체질마다 각기 뛰어난 부분이 있지만, 그로 인해서 반드시 부족해지는 부분이 생기므로 그 부분을 항상 생각하고 행동하라는 것이다. 예를 들어 사람이 너무 바깥일에만 치중하다 보면 집안일에 부족해지기 쉽다. 이런 경우 반드시 집안일도 되돌아보고 집안을 어느 정도는 돌보아야 한다. 하지만 그렇지 않고 계속 바깥일에만 신경을 쓰다 보면 집안에 반드시 문제가 생긴다. 집안에 문제가 생기면 나중에는 바깥일도 잘 못하게 된다.

이는 과한 것으로 偏急된 것이다. 성인의 心과 같이 중앙에 높이 솟아(高出) 偏急되지 않아야 한다.

心身이 事와 物에 반응하여 나타나는 변화를 계속 논하고 있다. 兩儀에서 四象으로 나뉘게 된다.

> 太陽人 雖至愚 其性 便便然 猶延納也 雖至不肖 人之善惡 亦知之也
> 少陽人 雖至愚 其性 恢恢然 猶式度也 雖至不肖 人之知愚 亦知之也
> 太陰人 雖至愚 其性 卓卓然 猶教誘也 雖至不肖 人之勤惰 亦知之也
> 少陰人 雖至愚 其性 坦坦然 猶撫循也 雖至不肖 人之能否 亦知之也

태양인은 비록 어리석다 할지라도 그 성이 편편(살찐 모양, 분명히 말하는 모양, 우아한 모양, 나라가 잘 다스려지는 모양)하여 오히려 맞아들여 만나볼 만하다. 비록 지극히 미련하더라도 인간의 선악을 역시 잘 알고 있다.

소양인은 비록 어리석다 할지라도 그 성이 회회(넓고 큰 모양, 여유 있는 모양)하여 오히려 본받을 만한 법도가 있다. 비록 지극히 미련하더라도 인간의 지혜롭고 어리석음을 역시 잘 알고 있다.

태음인은 비록 어리석다 할지라도 그 성이 탁탁(높고 먼 모양, 높고 뛰어난 모양)하여 권하여 가르칠 만하다. 비록 지극히 미련하더라도 인간의 근면함과 게으름을 역시 잘 알고 있다.

소음인은 비록 어리석다 할지라도 그 성이 탄탄(넓고 평평한 모양)하여 오히려 어루만져줄 만하다. 비록 지극히 미련하더라도 인간의 능함과 능하지 못함을 역시 잘 알고 있다.

체질마다 性의 특성이 어떠한가에 대해 적어놓은 문장이다. 太陽, 少陽, 太陰, 少陰 순으로 되어 있다. 이러한 순서로 서술된 것은 모두 性과 관련된 문장들이다. 性은 마음과 행동 중 마음과 관련되어 있고 知와 行 중 知에 해당한다. 그래서 모두 문장 끝에는 '亦知之也'라 되어 있다.

또한 性이란 내 자신이 행하는 일이 아니라 주위의 사실을 인식하는 행위이다. 위의 문장 모두 주위에 대한 인식과 관련되어 있다는 것을 알 수 있을 것이다.

太陽人은 交遇에 능하기 때문에 비록 어리석다 할지라도 만나볼 만하다. 少陽人은 겉으로 드러내는 것을 좋아하기(外勝) 때문에 본보기로 삼을 만하다. 太陰人은 안으로 모으는 성질이 강하기 때문에 가르쳐볼 만하다. 少陰人은 겉으로 드러내지 않기 때문에 어루만져 줄 만하다.

太陽人 謹於交遇故 恒有交遇生疎人慮患之怒心 此心 出於秉彝之敬心 莫非至善而

輕於黨與故 每爲親熟黨與人所陷而 偏怒傷臟 以其擇交之心 不廣故也

태양인은 교우를 신중하게 하기 때문에 항상 교우를 함에 생소한 사람의 생각을 근심해주는 노심이 있다. 이러한 마음은 인간의 도리를 굳게 지키는 공경하는 마음에서 나온 것으로 지극히 선한 것이라 아니할 수 없다.

당여를 가볍게 대함으로 인하여 매번 친숙한 당여에 있는 사람으로부터 함정을 당하니 이로 인해 치우친 화내는 마음이 장을 상하게 한다. 이는 사람을 사귈 때 가려 사귀는 마음이 넓지 못하기 때문이다.

少陰人 謹於黨與故 恒有黨與親熟人擇交之喜心 此心 出於秉彝之敬心 莫非至善而

輕於交遇故 每爲生疎交遇人所誣而 偏喜傷臟 以其慮患之心 不周故也

소음인은 당여를 신중하게 하기 때문에 항상 당여에 있는 친숙한 사람을 골라 교우하는 희심이 있다. 이러한 마음은 인간의 도리를 굳게 지키는 공경하는 마음에서 나온 것으로 지극히 선한 것이라 아니할 수 없다.

교우를 가볍게 대함으로 인하여 매번 생소한 교우인으로부터 속임을 당하니 이로 인해 치우친 기뻐하는 마음이 장을 상하게 한다. 이는 그 사람의 생각을 근심해주는 마음이 두루 미치지 못하기 때문이다.

少陽人 重於事務故 恒有出外興事務之哀心 此心 出於秉彝之敬心 莫非至善而

不謹於居處故 每爲內做居處人所陷而 偏哀傷臟 以其重外而 輕內故也

소양인은 사무를 중요하게 여기기 때문에 항상 밖으로 나가 사무를 흥하게 하는 애심이 있다. 이러한 마음은 인간의 도리를 굳게 지키는 공경하는 마음에서 나온 것으로 지극히 선한 것이라 아니할 수 없다.

거처에 신중하지 못하기 때문에 매번 안을 중요시하고 거처를 행하는 사람들의 함정에 빠지게 되니 이로 인해 치우친 슬퍼하는 마음이 장을 상하게 한다. 이는 밖을 중시하고 안을 가볍게 여기기 때문이다.

太陰人 重於居處故 恒有內做居處之樂心 此心 出於秉彝之敬心 莫非至善而

不謹於事務故 每爲出外興事務人所誣而 偏樂傷臟 以其重內而 輕外故也

태음인은 거처를 중요하게 여기기 때문에 항상 안으로 중요시하며 거처를 행하는 락심이 있다. 이러한 마음은 인간의 도리를 굳게 지키는 공경하는 마음에서 나온 것으로 지극히 선한 것이라 아니할 수 없다.

사무에 신중하지 못하기 때문에 매번 밖으로 나가 사무를 홍하게 할 때 사람들로부터 업신여김을 당하게 되니 이로 인해 치우친 즐거운 마음이 장을 상하게 한다. 이는 안을 중시하고 밖을 가볍게 여기기 때문이다.

체질에 따른 情의 특징을 서술해놓은 글이다. 情은 행동과 감정의 표출과 관련되어 있다. 性命論에 나오듯이 모든 인간의 사고와 행동은 知와 行으로 설명할 수 있는데 知와 行 중에 行과 관련되어 있다. 역시 情과 관련된 글이라 太陽人, 少陰人, 少陽人, 太陰人 순으로 서술되어 있다.

偏急된 희로애락의 감정이 臟을 상하게 한다고 하였다. 이는 희로애락의 감정이 臟의 기운을 움직이게 하기 때문이다. 감정의 변화는 臟의 기운을 움직이게 한다. 臟의 기운과 감정은 둘이 아니라 하나이다. 臟의 기운과 감정이 하나라는 것은 四象醫學의 핵심 중 하나이다.

太陰之頷 宜戒驕心 太陰之頷 若無驕心 絶世之籌策 必在此也
少陰之臆 宜戒矜心 少陰之臆 若無矜心 絶世之經綸 必在此也
太陽之臍 宜戒伐心 太陽之臍 若無伐心 絶世之行檢 必在此也
少陽之腹 宜戒夸心 少陽之腹 若無夸心 絶世之度量 必在此也

태음인의 턱은 마땅히 교심을 경계하여야 한다. 태음인의 턱에 만약 교심이 없다면 절세의 주책이 반드시 여기에 있을 것이다.

소음인의 가슴은 마땅히 긍심을 경계하여야 한다. 소음인의 가슴에 만약 긍심이 없다면 절세의 경륜이 반드시 여기에 있을 것이다.

태양인의 배꼽은 마땅히 벌심을 경계하여야 한다. 태양인의 배꼽에 만약 벌심이 없다면 절세의 행검은 반드시 여기에 있을 것이다.

소양인의 배는 마땅히 과심을 경계하여야 한다. 소양인의 배에 만약 과심이 없다면 절세의 도량이 반드시 여기에 있을 것이다.

太陰의 頷은 太陰人의 가장 약한 부위인 肺 부위이며, 少陰의 臆은 少陰人의 가장 약한 부위인 脾 부위이다. 太陽의 臍는 太陽人의 가장 약한 부위인 肝 부위이며, 少陽의 腹은 少陽人의 가장 약한 부위인 腎 부위이다.

즉, 체질마다 자신의 가장 약한 부위에 해당하는 마음을 경계하라는 내용이다. 그래야만 籌策, 經綸, 行檢, 度量이 있게 되는 것이다. 부족한 부분의 장기에 해당하는 곳에 마음을 두면 그 장기가 활성화되고 강해진다. 마음과 臟은 하나이기 때문이다.

少陰之頭 宜戒奪心 少陰之頭 若無奪心 大人之識見 必在此也

太陰之肩 宜戒侈心 太陰之肩 若無侈心 大人之威儀 必在此也

少陽之腰 宜戒懶心 少陽之腰 若無懶心 大人之材幹 必在此也

太陽之臀 宜戒竊心 太陽之臀 若無竊心 大人之方略 必在此也

소음인의 머리는 마땅히 뻣기는 마음을 경계하여야 한다. 소음인의 머리에 만약 뻣기는 마음이 없다면 대인의 식견은 반드시 여기에 있게 된다.

태음인의 어깨는 마땅히 사치하는 마음을 경계하여야 한다. 태음인의 어깨에 만약 사치하는 마음이 없다면 대인의 위의는 반드시 여기에 있게 된다.

소양인의 허리는 마땅히 나태한 마음을 경계하여야 한다. 소양인의 허리에 만약 나태한 마음이 없다면 대인의 재간은 반드시 여기에 있게 된다.

태양인의 엉덩이는 마땅히 훔치는 마음을 경계하여야 한다. 태양인의 엉덩이에 만약 훔치는 마음이 없다면 대인의 방략은 반드시 여기에 있게 된다.

少陰人의 頭가 나온다. 頭는 肺에 해당하는 부위이다. 少陰人의 肺 부위에 대해 나오는 문장은『東醫壽世保元』에서 이 문장이 유일하다.

脾에 해당하는 부위인 太陰人의 肩, 肝에 해당하는 부위인 少陽人의 腰, 腎에 해당하는 부위인 太陽人의 臀 역시 마찬가지이다. 이 부위들에 대해 나오는 문장은『東醫壽世保元』에서 이 문장이 유일하다.

太陽人과 少陽人은 下焦에 해당하는 肝과 腎 부위가 언급되고, 少陰과 太陰은 上焦에 해당하는 脾와 肺 부위가 언급되고 있다.

肺와 脾는 상성하고 肝과 腎은 상생하게 되는데 少陰人의 약한 부위인 脾와 肺 부위는 상성 관계기 때문에 肺 부위에 해당하는 頭에 대해 언급하지 않았나 싶다. 다른 체질 또한 가장 약한 부위와 상성, 상생하는 부분에 대해 언급하였다.

약한 부위의 마음을 잘 다스려야만 범인보다 높이 솟아 있는 성인의 心에 가까워질 수 있다. 약한 부위의 마음을 잘 다스린다는 말은 偏急되지 않는다. 균형이 맞는다는 말이다. 中央之太極인 心의 高出은 이러한 중앙(偏急되어 있지 않은 유일한 곳이다)을 향하는 마음에서 나오게 된다. 心은 五臟 중에 유일하게 偏急되지 않는 臟을 말한다. 해부학적인 心臟, HEART를 말하는 것이 아니다.

이 문장은 또한 情의 개념과 밀접한 관련이 있다. 頭肩腰臀은 인체의 뒷면으로 性과 情 중에서 情과 관련되어 있다. 情은 性과는 다르게 肺와 腎, 脾와 肝이 서로 영향을 끼친다. 肺의 哀情이 강해지면 腎이 약해지고 腎의 樂情이 강해지면 肺가 약해진다. 脾의 怒情이 강해지면 肝이 약해지고 肝의 喜情이 강해지면 脾가 약해진다.

少陰人은 腎이 강하다. 腎의 情이 강해지면 肺 부위에 해당하는 頭가 약해질 수 있다. 太陰人은 肝이 강하다. 肝의 情이 강해지면 脾 부위에 해당하는 肩이 약해질 수 있다. 少陽人은 脾가 강하다. 脾의 情이 강해지면 肝 부위에 해당하는 腰가 약해질 수 있다. 太陽人은 肺가 강하다. 肺의 情이 강해지면 腎 부위에 해당하는 臀이 약해질 수 있다.

이 문장이 나옴으로써 太陽人의 肺脾肝腎에 해당하는 모든 부위에 대한 마음이 언급된다. 이 문장을 제외하면 太陽人의 肺脾肝 부위에 대해서만 언급되었는데, 이로써 모든 부위에 대한 마음이 나오게 되었다. 즉 肺大肝小한 太陽人은 肺와 肝에 해당하는 마음만을 주의하여야 하는 것이 아니라 肺脾肝腎에 있는 모든 마음에 대해 수행하여야 한다. 肺大肝小한 太陽人은 肺와 肝만 있는 것이 아니라 肺脾肝腎 모두가 존재하며 이러한 肺脾肝腎에 해당하는 驕矜伐夸, 奪侈懶竊, 識見, 威儀, 材幹, 方略, 籌策, 經綸, 行檢, 度量에 모두 수행을 하여야 하는 것이다. 즉, 네 가지 크게 다름에 한 가지 크게 같음이 있는 것이다.

또 少陽人이라 하여 가장 약한 부위인 腎에 대한 수행만이 필요한 것이 아니라 肺脾肝腎 모두에 해당하는 마음에 대해 수행하여야 한다.

다른 체질 또한 마찬가지이다. 모든 체질은 肺脾肝腎 四端을 모두 가지고 있으며 단지 그것이 偏急되고 促急되어 균형이 깨어져서 나타나는 것이 바로 체질이다. 太少陰陽의 장단은 네 가지 다름에 모두 한 가지로 같다.

이 문장이 가장 마지막에 나오는 이유는 책을 서술하다 보니 체질마다 한 가지 부위에 대해서만은 언급이 되지 않았기에 마지막에 서술하신 듯하다. 만약 이 문장이 없으면 太陽人의 腎 부위에 대한 마음 수행이나 少陽人의 肝 부위, 少陰人의 肺 부위, 太陰人의 脾 부위에 대한 언급이 없어져서 혹시 공부하는 이가 소홀히 할까 봐 적어놓은 듯하다.

체질마다 편차는 있지만 모든 희로애락의 마음에 대하여 수행을 하여야 한다. 사주보다 관상이며 관상보다 심상이며 심상보다 더욱더 중요한 것은 바로 인간의 행동이다.

사주보다는 관상이다. 필자의 생각이지만 사주보다 관상이 훨씬 더 정확하다. 사주에는 한계가 존재하지만 관상에는 한계가 없다.

四象醫學과 관상학은 일맥상통하는 점이 있다. 관상학은 그 생긴 모습과 그 기운과 그 마음이 같다고 본다. 이것은 관상학의 대전제이자 가장 중요한 내용이다. 四象醫學 또한 그 생긴 모습과 그 기운과 그 마음이 같다고 본다. 그렇기 때문에 체질마다 각기 다른 형상을 하게 되는 것이다. 少陽人은 가슴 부위가 발달하고 엉덩이 부위가 약하며 太陽人은 背隹 부위가 강하고 허리 부위가 약하다. 太陰人은 허리 부위가 강하고 背隹 부위가 약한 형상을 하고 있다.

사실 관상학은 마음을 보는 학문이다. 그러므로 관상보다 심상이라는 말은 100퍼센트 맞는 말은 아니다. 하지만 마음을 어떻게 먹느냐에 따라 그 관상이 변하기도 하고 운명이 변하기도 하기에 관상보다 심상인 것이다.

하지만 마음보다 더욱더 중요한 것은 바로 그 사람의 행동이다. 性命論에 나오듯이 그 사람의 운명을 정하는 것은 사주팔자가 아니라 그 사람의 행동이기 때문이다. 어떠한 행동을 하느냐가 그 사람의 운명이다(사실 사주팔자가 행동에 많은 영향을 끼치기도 하지만, 사주팔자로 그 사람의 모든 행동을 알 수 없다).

반대로 그 사람의 행동을 보면 그 사람의 운명이 보인다. 아무리 좋은 마음을 가지고 좋은 사실을 알고 있다 하더라도 실천하지 않으면 아무 소용이 없다. 선행을 해야겠다고 생각은 가지고 있지만 실행하지 못한다면 운명이 아름다워지지 않는다. 생각에서 그치는 것이 아니라 반드시 행동으로 나타나야 하는 것이다.

마음을 가지는 것 자체가 행동의 전제조건이 된다. 행동이 일어나기 위해서는 반드시 그러한 마음이 먼저 일어나야 한다. 선행을 해야 한다는 마음이 일어나지도 않은 상황에서는 절대 선행이 일어나지 않는다. 먼저 알고, 그리고 실천하여야 한다(知行). 그러면 그 행동이 모여서 그 사람의 운명이 되는 것이다.

그러한 행동을 하면 몸에서 그러한 精氣神血이 생성된다. 선행을 하고 악행을 하지 않는다면 津膏油液, 神氣血精이 충만되고 충만된 神氣血精과 津膏油液이 우리의 운명을 아름답게 한다. 이것이 바로 善行則 命數自美也 惡行則 命數自惡也이다.

악행을 하면 津膏油液, 神氣血精이 소모되고 없어진다. 津膏油液과 神氣血精이 없어지면 命數는 자연스럽게 악해지고 나빠지게 되어 있다. 이것은 점을 치지 않아도 알 수 있는 자연의 법칙이다.

4. 臟腑論

肺部位 在隹頁下背上 胃脘部位 在頷下胸上故 背上胸上以上 謂之上焦

脾部位 在膂 胃部位 在膈故 膂膈之間 謂之中上焦

肝部位 在腰 小腸部位 在臍故 腰臍之間 謂之中下焦

腎部位 在腰脊下 大腸部位 在臍腹下故 脊臍下以下 謂之下焦

폐 부위는 이마 아래에서(머리의 앞부분인 이목비구가 있는 부위가 아니라 뒤통수 부분을 말한다) 등 위에 있다. 위완 부위는 턱 아래에서 가슴 윗부분이다. 고로 등과 가슴 윗부분을 상초라 한다.

비 부위는 등골뼈에 있다. 위 부위는 횡격(가슴)에 있다. 고로 등골뼈와 횡격막 부위를 중상초라 한다.

간 부위는 허리에 있다. 소장 부위는 배꼽에 있다. 고로 허리와 배꼽 부위를 중하초라 한다.

신 부위는 허리뼈 아래에 있다. 대장 부위는 배꼽과 배 아래에 있다. 고로 허리뼈와 배꼽 아래 이하를 하초라 한다.

肺脾肝腎의 구체적인 부위를 실제적으로 설명해주고 있다. 여기서 중요하게 생각하여야 할 점은 마음의 性情과 관련된 肺脾肝腎이 실제로 인체적인 부위가 있다는 점이다. 많은 고민이 필요한 부분이다.

四象醫學은 인간의 형상과 마음과 氣가 똑같다고 파악했다. 이것을 이해하지 못하고는 四象醫學을 제대로 이해했다고 할 수 없다.

형상과 마음과 氣의 관계는 사실 四象醫學만의 독특한 이론은 아니다. 기존 한의학이나 『東醫寶鑑』, 관상학의 핵심 이론 또한 형상과 마음과 氣가 똑같다고 본다.

>>>>>>>>>>>>>>>>>>>>>>

■ 관상의 원리와 사상의학

形과 氣에 대한 관계를 알아보기 위해 관상의 원리를 쉽고 간단히 설명하도록 하겠다.

첫 번째, 관상학에서는 운명을 정하는 것이 그 사람의 마음이라고 본다. 여기서 마음에는 성격, 부지런한지 게으른지, 착한지 나쁜지, 머리가 좋은지 나쁜지, 공부를 좋아하는지 돈을 좋아하는지 등 그 사람의 모든 것을 포괄하는 개념이다. 실제로 부지런하고 머리가 좋으며 착하기까지 하다면 그 사람은 성공할 수밖에 없을 것이다. 반대로 게으르고 머리가 나쁘고 마음까지 삐뚤어졌다면 범죄를 저지르거나 비참하게 살 수밖에 없을 것이다. 마음을 알면 그 사람의 운명을 알 수 있는 것이다.

두 번째, 생긴 모습과 그 사람의 마음이 같다는 것이다. 생긴 모습과 마음이 같기 때문에 생긴 모습을 보면 그 사람의 마음을 알 수 있고, 그 사람의 마음을 알면 운명을 알 수 있는 것이다.

생긴 형상과 그 마음이 같다는 것은 자연스러운 자연의 법칙이다. 형상과 마음이 달라지면 그것은 아주 부자연스럽다. 예를 들면 호랑이의 형상을 하면서 마음은 토끼 같은 동물이 존재할 이유가 있을까? 반대 역시 마찬가지이다. 형상은 토끼인데 마음은 호랑이라면 그 동물은 살아갈 수가 없다. 이는 굉장히 부자연스러운 것으로 자연(이 단어를 곰곰이 생각해볼 필요가 있다)의 법칙이 아니다.

세 번째, 마음과 氣는 같다는 것이다. 氣가 곧 그 동물과 사람의 마음이다. 形과 氣와 그 마음은 똑같다. 이는 관상학뿐만 아니라 동양의 철학에 그대로 드러나 있는 핵심 사상이다. 『東醫寶鑑』 또한 관상학에 근거하여 만들어진 의학서기 때문에 이러한 법칙을 그대로 수용하여 서술된 책이다.

네 번째, 形과 氣는 같다는 것이다. 겉으로 보이는 形이란 氣가 모인 것이다.

乾鑿度云天形出乎乾有太易太初太始太素夫太易者未見氣也太初者氣之始也太始者形之始也太素者質之始也形氣已具而痾痾者瘵瘵者病病由是萌生焉人生從乎太易病從乎太素○參同契註曰形氣未具曰鴻濛具而未離曰混論易曰易有太極是生兩儀易猶鴻濛也太極猶混淪也乾坤者太極之變也合之爲太極分之爲乾坤故合乾坤而言之謂之混淪分乾坤而言之謂

之天地列子曰太初氣之始也太始形之始也亦類此

—『東醫寶鑑』「內景篇」 形氣之始

이러한 形과 氣와 마음에 대한 이론이 四象醫學에 그대로 녹아 있다.

<<<<<<<<<<<<<<<<<<<<<<<

四象醫學에서 보면 그 마음에 해당하는 부위가 있다. 이는 그냥 그렇구나 하고 넘어갈 것이 아니라 많은 고민을 요하는 어려운 부분이다. 肺 부위가 있고 脾 부위가 있고 肝 부위가 있고 腎의 부위가 있다. 다시 말해 부위마다 형상이 있는데 각 형상에 해당하는 마음이 있다는 것이다.

관상에서도 마찬가지이다. 예를 들어 코에 살이 많거나 두툼하면 돈에 대한 욕망이 강하고, 귓불이 두툼하면 情이 많은 사람이다. 이처럼 그 형상에 해당하는 마음이 있는데 이는 四象醫學에서도 같다.

怒의 마음이 모이는 곳이 脾이며 이는 '膂膈之間'이라는 특정 부위가 있게 되는 것이다. 즉, 인간의 가슴 부위는 怒의 기운이 모이는 곳이다. 또한 橫升하는 氣가 있는 곳이다. 橫升하는 氣이기 때문에 가슴에 그 기운이 모인다. 怒의 性이 발달한 사람(화를 잘 내는 사람)은 그 형상 또한 가슴이 발달하고 그 氣 또한 橫升하는 기운을 가진다. 즉, 형상(부위)과 그 마음(性情)과 氣의 기운(상승이냐 하강이냐)이 모두 일치한다.

하나를 알면 모두 알 수 있다. 李濟馬 선생님 같은 경우 체형을 체질 감별에 중요한 요소로 보고 파악하였다. 가슴이 발달하고 엉덩이 부분이 약하면 '저 사람은 哀怒의 성격이 많겠구나.'라고 파악하였던 것이다. 그리고 그 기운 또한 상승하는 기운이 많다는 것을 간파하는 것이다.

형상을 보고 그 마음을 알고 그 사람의 기운 또한 아는 것이 바로 四象醫學이다. 그 사람의 성격을 알아도 그 사람의 臟腑 性情 변화를 알 수 있다. 화를 잘내고 겉으로 이기려 든다면 그 사람은 少陽人으로 상승하는 기운이 많으며 가슴이 발달하고 반대로 엉덩이 부분이 약할 것이라는 형상을 유추할 수 있다. 즉, 形과 氣와 마음이 같기 때문에 하나를 알면 그 다음을 유추할 수 있다.

四象醫學은 형상과 마음을 봐서 그 기운을 알고, 그 기운을 조절함으로써 사람을 치료하는 의학이다. 그 기운을 조절하면 당연히 그 마음과 형상 또한 변하게 된다. 예를 들어 少陽人을 치료하면 평소 화를 잘 내던 사람이 화를 참을 수 있게 되고 차분하게 변하거나 약해졌던 하체가 튼튼해지는 것을 볼 수 있다.

반대로 마음을 조절해도 또한 그 기운이 변하게 된다. 少陽人이 수양을 하여 화를 참고 즐겁고 긍정적으로 생각한다면 상승하는 기운이 줄어들고 그 氣가 하강하여 亡陰症이나 結胸症 같은 병이 치료될 수 있는 것이다.

直升하는 기운이 모이는 곳이 肺 부위이고, 橫升하는 기운이 모이는 곳이 脾 부위이다. 放降하는 기운이 모이는 곳이 肝 부위이고, 陷降하는 기운이 모이는 곳이 腎 부위이다.

그 부위와 그 기운이 모이는 곳은 일치한다. 상승하는 기운은 인체의 상부에 모이고, 하강하는 기운은 인체의 하부에 모인다. 이 또한 氣와 형상이 일치하는 이유이다.

哀怒의 기운은 상승하기 때문에 인체의 상부를 강하게 하고, 喜樂의 기운은 하강하기 때문에 인체의 하부를 강하게 한다.

희로애락, 상승, 橫升, 放降, 陷降, 인체의 형상은 모두 일치한다.

水穀 自胃脘而入于胃 自胃而入于小腸 自小腸而入于大腸 自大腸而出于肛門者

水穀都數 停畜於胃而 薰蒸爲熱氣

消導於小腸而平淡爲凉氣

熱氣之輕淸者 上升於胃脘而爲溫氣

凉氣之質重者 下降於大腸而爲寒氣

수곡은 위완에서 위로, 위에서 소장으로 소장에서 대장으로 간다. 대장에서 항문으로 나오게 된다.

수곡은 모두 위에서 정축되어 훈증되면 열기가 된다.

소장에서 소도되면 평담하게 되어 양기가 된다.

열기 중에 경청한 기운은 상승하여 위완으로 가서 온기가 된다.

양기 중에 질중한 기운은 하강하여 대장으로 가서 질중이 된다.

水穀이 胃完과 胃, 小腸, 大腸으로 어떻게 지나는지를 설명해주고 있다.

여기서 중요한 것은 胃完, 胃, 小腸, 大腸이 性과 情의 변화 중에 情의 변화와 일치한다는 사실이다. 情의 변화가 되면 脾 부위와 肝 부위가 반대가 되고 肺 부위와 腎 부위가 반대가 된다. 이 글 또한 그러한 원리로 쓰였다. 胃와 小腸이 짝이 되게 적어놓았고 胃完(肺 부위)과 大腸(腎 부위)이 짝이 되게 적어놓았다.

胃는 停畜되고 小腸은 消導된다. 胃完은 輕淸한 기운이 모이는 곳이고 大腸은 輕淸의 반대인 質重한 기운이 모이는 곳이다. 즉, 胃完의 기운과 大腸의 기운이 반대고 胃와 小腸의 기운이 서로 반대가 된다. 上焦부터 순서대로 溫熱凉寒의 기운이 순서대로 모이게 된다.

胃脘 通於口鼻故 水穀之氣 上升也
大腸 通於肛門故 水穀之氣 下降也
胃之體 廣大而包容故 水穀之氣 停畜也
小腸之體 狹窄而屈曲故 水穀之氣 消導也

위완은 입과 코로 통하는 까닭에 수곡의 기운이 상승하게 된다.
대장은 항문과 통하는 까닭에 수곡의 기운이 하강하게 된다.
위의 모양은 광대하고 포용하는 모양이기 때문에 수곡의 기가 정축된다.
소장의 모양은 좁고 굴곡이 져 있기 때문에 수곡의 기가 소도된다.

정말 중요한 문장이다. 이 부분을 반드시 제대로 이해하여야 한다. 腑의 기운(상승, 하강, 停畜, 消導)을 그 위치와 형상으로써 설명해주고 있다.

胃完과 大腸은 위치가(위치 또한 형상이다) 반대기 때문에 서로의 기운이 반대며 胃와 小腸의 형상이 반대기 때문에 그 기운과 역할 또한 반대이다. 그 기운과 형상이 일치한다고 본 것이다. 그 腑가 그러한 기운을 가지는 이유를 형상을 통해서 설명해주고 있는바, 그러한 기운인 이유는 그러한 형상을 가졌기 때문이라고 말해주고 있다. 즉, 形과 氣가 일치한다는 것이다.

腑의 기운은 情의 기운과 일치한다. 情에서 肺와 腎이 반대가 되고 脾와 肝이 반대가 되는데 臟腑論에서도 마찬가지이다. 胃와 大腸이 짝이 되게 적어놓았고 胃와 小腸이 짝이 되게 적어놓았다. 情을 묘사할 때 적는 순서와 같으며, 性에 대해 설명할 때와는 다른 순서로 되어 있음을 알 수 있다. 『東醫壽世保元』의 정밀함에 다시 한 번 놀라게 된다. 앞뒤가 철저하게 계산된 상태에서 논리정연하게 서술된 서적이다. 한의학 서적에서 이렇게 앞뒤가 논리정연하고 치밀하게 계산된 책은 없을 것이다. 『東醫寶鑑』 또한 앞뒤가 철저하게 계산된 책이긴 하지만 이만큼 정밀하진 못하다.

즉 마음과 관련된 性情의 변화와 우리의 인체를 묘사한 臟腑論이 서로 일맥상통하는 이치로 적어놓은 것이다. 마음(性情)과 몸(胃完, 胃, 小腸, 大腸 등등)은 같은 기운으로 움직이며 같이 움직이게 된다. 몸과 마음과 기운이 같은 것이다.

그렇기 때문에 구체적인 임상이 나오는 少陰人 身受熱 表熱病論을 공부하기 이전에 반드시 性命論, 四端論, 擴充論, 臟腑論, 醫源論을 이해하여야 하는 것이다. 性命論, 四端論, 擴充論, 臟腑論을 이해하지 못하고는 少陰人篇, 少陽人篇, 太陰人篇, 太陽人 편을 제대로 이해할 수 없다.

水穀溫氣 自胃脘而化津 入于舌下 爲津海 津海者 津之所舍也
津海之淸氣 出于耳而爲神 入于頭腦而 爲膩海 膩海者 神之所舍也
膩海之膩汁淸者 內歸于肺 濁滓 外歸于皮毛故
胃脘與 舌 耳 頭腦 皮毛 皆肺之黨也

수곡의 온기는 스스로 위완에서 진으로 바뀌어 혀 아래로 가서 진해를 이루게 된다. 진해는 진이 머무는 곳이다.

진해의 맑은 기운은 귀로 나와 신이 되고 두뇌로 들어가서 니해를 이룬다. 니해는 신이 머무는 곳이다.

니해의 니즙 중 맑은 기운은 폐로 다시 돌아가고 탁한 찌꺼기는 밖으로 돌아 피모로 가게 된다.

그러한 까닭으로 위완, 혀, 귀, 두뇌, 피모는 모두 폐의 무리이다.

水穀에서 나온 온기가 어떻게 우리 몸을 순환하는지를 설명해주고 있다. 온기가 끊임없이 원을 그리며 순환한다는 것을 알 수 있다. 津膏油液, 神氣血精은 우리 몸에 있는 에너지의 서로 다른 형태라고 이해하면 쉬울 것이다.

이렇게 기운이 순환하기 때문에 大한 臟腑는 계속 大할 수밖에 없고 한번 小한 臟腑는 계속 小할 수밖에 없다. 즉, 善순환이 될 수도 있고 악순환이 될 수도 있다.

이 문장은 다음에 나오는 문장들과 연결해보아야 이해가 빠르다.

耳 以廣博天時之聽力 提出津海之淸氣 充滿於上焦 爲神而 注之頭腦爲膩 積累爲膩海

肺 以鍊達事務之哀力 吸得膩海之淸汁 入于肺 以滋肺元而 內以擁護津海 鼓動其氣 凝聚其津

津海之濁滓則 胃脘 以上升之力 取其濁滓而 以補益胃脘

膩海之濁滓則 頭 以直伸之力 鍛鍊之而 成皮毛

귀는 천시에 널리 통하는 듣는 힘으로 진해의 맑은 기를 뽑아내어 상초를 충만하게 하여 신이 되게 하고, 두뇌로 흘려보내 니가 되게 하며 계속 쌓이면 니해가 된다.

폐는 사무를 숙달하게 하는 슬퍼하는 힘으로 니해의 맑은 즙을 흡수해서 폐로 보내 폐원을 자양하며 안으로는 진해를 끌어안아 보호하고 그 기를 움직여 진이 모이게 한다.

진해의 탁한 찌꺼기는 위완의 상승하는 힘으로 그 탁한 찌꺼기를 취하여 위완을 보익하게 한다.

니해의 탁한 찌꺼기는 머리의 곧게 펴는 힘으로 단련하여 피모가 되게 한다.

온기의 흐름을 보면 胃完에서 舌下로, 다시 耳로, 다시 頭腦로 가게 된다. 여기서 頭腦의 맑은 淸汁은 肺로 가게 된다.

여기서 肺에 대한 설명을 보면 肺는 頭腦에 있는 膩汁을 모아서 肺元을 滋養하고 동시에 津海를 모으는 것을 도와준다고 하였다. 즉, 肺는 膩海의 淸汁을 공급받기도 하지만 膩海의 전단계인 津海를 모으는 것을 도와주면서 순환하는 것이다. 이렇게 하여 원을 그리게 된다.

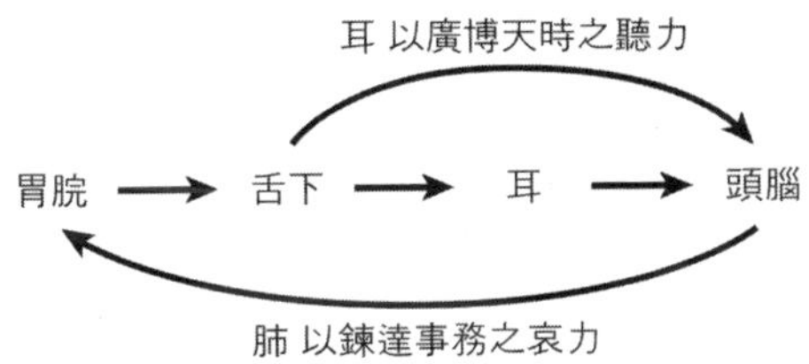

그림에서 보듯이 맑은 에너지는 원을 그리며 순환하게 된다. 津海의 맑은 에너지인 膩海가 다시 肺를 거쳐서 津海를 도와주는 것이다. 즉, 무한 반복의 순환을 하게 된다. 무한 반복 순환을 하기 때문에 한번 大한 臟腑는 순순환을 하며 계속 大해지는 것이다.

太陽人은 耳의 聽力과 肺의 哀力이 모두 뛰어난 체질이다. 聽力이 뛰어나면 津海의 淸氣가 충만되고 神과 膩海 또한 충만하게 된다. 이 충만된 膩海는 뛰어난 事務의 哀力으로 인해 순환하며 肺元을 滋養시킬 수 있으며, 다시 津海가 쉽게 모이게 도와준다. 津海가 쉽게 모이면 다시 膩海가 충만해지고 膩海가 충만해지면 다시 津海

가 충만해진다.

반대로 耳의 聽力과 肺의 事務之哀力이 부족한 太陰人은 시간이 지날수록 肺 부위가 약해질 수밖에 없다. 聽力이 약해지면 津海의 淸氣가 부족해지고 津海의 淸氣가 부족하면 神이 있는 膩海가 부족해진다. 그러면 肺로 돌아가는(肺元을 滋養하는) 것이 약해져 肺가 약해지고 肺가 약해지면 다시 津海가 잘 모이지 않게 된다. 津海가 잘 모이지 않으면 다시 膩海가 부족해지고, 膩海가 부족해지면 肺가 약해지고 津海가 모이지 않게 된다.

이러한 순순환과 악순환이 끊임없이 이루어지기 때문에 太陽人은 계속 肺大肝小할 수밖에 없고 太陰人은 肝大肺小할 수밖에 없다.

肺, 津海之濁, 膩海之濁이 나온 문장은 뒤에서 다시 한 번 설명하도록 하겠다.

> 水穀熱氣 自胃而化膏 入于膻間兩乳 爲膏海 膏海者 膏之所舍也
> 膏海之淸氣 出于目而爲氣 入于背膂而 爲膜海 膜海者 氣之所舍也
> 膜海之膜汁淸者 內歸于脾 濁滓 外歸于筋故
> 胃與 兩乳 目 背膂 筋 皆脾之黨也

수곡의 열기는 스스로 위에서 고로 바뀌게 되어 양 젖가슴 사이로 가서 고해를 이루게 된다. 고해는 고가 머무는 곳이다.

고해의 맑은 기운은 눈으로 나와 기가 되고 등뼈로 들어가서 막해를 이룬다. 막해는 기가 머무는 곳이다.

막해의 막즙 중 맑은 기운은 비로 다시 돌아가고 탁한 찌꺼기는 밖으로 돌아 근으로 가게 된다.

그러한 까닭으로 위, 양 젖가슴, 눈, 등골뼈, 근육은 모두 비의 무리이다.

水穀에서 나온 열기가 어떻게 우리 몸을 순환하는지 적어놓았다. 앞에 나온 온기의 순환과 비교했을 때 부위와 津膏油液, 神氣血精의 종류만 다를 뿐 같은 방식으로 순환한다는 것을 알 수 있다.

水穀凉氣 自小腸而化油 入于臍 爲油海 油海者 油之所舍也
油海之淸氣 出于鼻而爲血 入于腰脊而 爲血海 血海者 血之所舍也
血海之血汁淸者 內歸于肝 濁滓 外歸于肉故
小腸與 臍 鼻 腰脊 肉 皆肝之黨也

수곡의 양기는 스스로 소장에서 유로 바뀌어 배꼽으로 가서 유해를 이루게 된다. 유해는 유가 머무는 곳이다.

유해의 맑은 기운은 코로 나와 혈이 되고 요척으로 들어가서 혈해를 이룬다. 혈해는 혈이 머무는 곳이다.

혈해의 혈즙 중 맑은 기운은 간으로 다시 돌아가고 탁한 찌꺼기는 밖으로 돌아 肉이 된다.

그러한 까닭으로 소장, 배꼽, 코, 요척, 육은 모두 간의 무리이다.

水穀에서 나온 凉氣가 어떻게 우리 몸을 순환하는지 적어놓았다.

앞에 나온 온기의 순환과 비교했을 때 부위와 津膏油液, 神氣血精의 종류만 다를 뿐 같은 방식으로 순환한다는 것을 알 수 있다.

水穀寒氣 自大腸而化液 入于前陰毛際之內 爲液海 液海者 液之所舍也

液海之淸氣 出于口而爲精 入于膀胱而 爲精海 精海者 精之所舍也

精海之精汁淸者 內歸于腎 濁滓 外歸于骨故

大腸與 前陰 口 膀胱 骨 皆腎之黨也

수곡의 질중은 스스로 대장에서 액으로 바뀌어 전음의 털 난 부위 안으로 가서 액해를 이루게 된다. 액해는 액이 머무는 곳이다.

액해의 맑은 기운은 입으로 나와 정이 되고 방광으로 들어가서 정해를 이룬다. 정해는 정이 머무는 곳이다.

정해의 정즙 중 맑은 기운은 신으로 다시 돌아가고 탁한 찌꺼기는 밖으로 돌아 골이 된다.

그러한 까닭으로 대장, 전음, 입, 방광, 골은 모두 신의 무리이다.

水穀에서 나온 寒氣가 어떻게 우리 몸을 순환하는지 적어놓았다. 앞에 나온 온기의 순환과 비교했을 때 부위와 津膏油液, 神氣血精의 종류만 다를 뿐 같은 방식으로 순환한다는 것을 알 수 있다.

耳 以廣博天時之聽力 提出津海之淸氣 充滿於上焦 爲神而

注之頭腦 爲膩 積累爲膩海

目 以廣博世會之視力 提出膏海之清氣 充滿於中上焦 爲氣而注之背膂 爲膜 橫累爲膜海

鼻 以廣博人倫之嗅力 提出油海之清氣 充滿於中下焦 爲血而注之腰脊 爲凝血 積累爲血海

口 以廣博地方之味力 提出液海之清氣 充滿於下焦 爲精而注之膀胱 爲凝精 積累爲精海

귀는 천시에 널리 통하는 듣는 힘으로 진해의 맑은 기운을 뽑아내어 상초를 충만하게 하고 신이 되게 한다. 두뇌로 흘러보내 니가 되게 하고 이것이 모이고 쌓이면 니해가 된다.

눈은 세회에 널리 통하는 보는 힘으로 고해의 맑은 기운을 뽑아내어 중상초를 충만하게 하고 기가 되게 한다. 등골뼈로 흘러보내 막이 되게 하고 이것이 모이고 쌓이면 막해가 된다.

코는 인륜에 널리 통하는 맡는 힘으로 유해의 맑은 기운을 뽑아내어 중하초를 충만하게 하고 혈이 되게 한다. 허리뼈로 흘러보내 혈이 되게 하고 이것이 모이고 쌓이면 혈해가 된다.

입은 지방에 널리 통하는 맛보는 힘으로 액해의 맑은 기운을 뽑아내어 하초를 충만하게 하고 정이 되게 한다. 방광으로 흘러보내 정이 되게 하고 이것이 모이고 쌓이면 정해가 된다.

다음 문장과 함께 설명하도록 하겠다.

肺 以鍊達事務之哀力 吸得膩海之淸汁 入于肺 以滋肺元而內以擁護津海 鼓動其氣 凝聚其津

脾 以鍊達交遇之怒力 吸得膜海之清汁 入于脾 以滋脾元而
內以擁護膏海 鼓動其氣 凝聚其膏
肝 以鍊達黨與之喜力 吸得血海之淸汁 入于肝 以滋肝元而
內以擁護油海 鼓動其氣 凝聚其油
腎 以鍊達居處之樂力 吸得精海之淸汁 入于腎 以滋腎元而
內以擁護液海 鼓動其氣 凝聚其液

폐는 사무를 숙달하게 하는 슬퍼하는 힘으로 니해의 맑은 즙을 흡수해서 폐로 보내 폐원을 자양하며, 안으로는 진해를 끌어안아 보호하고 그 기를 고동치듯 움직여 진이 모이게 한다.

비는 교우를 숙달하게 하는 화내는 힘으로 막해의 맑은 즙을 흡수해서 비로 보내 비원을 자양하며, 안으로는 고해를 끌어안아 보호하고 그 기를 고동치듯 움직여 고가 모이게 한다.

간은 당여를 숙달하게 하는 기뻐하는 힘으로 혈해의 맑은 즙을 흡수해서 간으로 보내 간원을 자양하며, 안으로는 유해를 끌어안아 보호하고 그 기를 고동치듯 움직여 유가 모이게 한다.

신은 거처를 숙달하게 하는 즐거워하는 힘으로 정해의 맑은 즙을 흡수해서 신으로 보내 신원을 자양하며, 안으로는 액해를 끌어안아 보호하고 그 기를 고동치듯 움직여 액이 모이게 한다.

哀力과 怒力, 喜力과 樂力이 津膏油液을 모이게 해준다고 하였다. 이것이 과연 무슨 말일까? 그리고 과연 우리 인체에서 정말 일어나는 일일까? 哀力이 어떻게 津液을 모이게 해주는 것일까? 과연 津液은 무엇일까?

일단 津膏油液, 神氣血精은 우리 몸에 있는 에너지의 한 형태라고 이해해두면 쉬울 것이다. 精氣神血은 사실 하나로 같은 것이다. 단지 氣의 다른 형태일 뿐이다. 神氣血精을 제대로 이해하기 위해서는 『東醫寶鑑』이나 관상학을 공부하면 많은 도움이 된다. 『東醫壽世保元』에 나오는 神氣血精은 『東醫寶鑑』이나 기존 의서에 나오는 내용과 크게 다르지 않다.

그렇다면 哀力이 어떻게 津液을 모이게 하는 것일까? 그리고 과연 사실일까?

결론부터 얘기하자면 사실이며, 모든 살아 있는 인체에 항상 일어나는 일이다. 이를 이해하려면 먼저 哀力과 怒力, 喜力, 樂力이 무엇인지를 알아야 한다.

哀力과 怒力, 喜力, 樂力이 무엇인지는 앞에서 계속 설명했다. 이를 擴充論에서 다시 한 번 쉽게 설명해주는데 바로 다음과 같다. 怒情은 다른 것이 아니라 화내는 것이고, 喜情은 다른 것이 아니라 기뻐하는 것이며, 樂情은 다른 것이 아니라 즐거운 것이다. 즉 哀力, 怒力, 喜力, 樂力은 형이상학적인 어려운 말이 아니라 우리가 평소 느끼고 표출하는 희로애락의 감정들이다.

우리는 기뻐하기도 하며 슬퍼하기도 하고 울기도 한다. 즉, 감정의 동물이다. 과연 인간이 희로애락의 감정을 빼고 말할 수 있는 존재인가? 감정을 빼고 인간의 행동과 마음을 설명할 수는 없다. 『東醫壽世保元』은 인간을 연구한 결과물이다. 즉, 감정이 우리의 인체를 조절한다는 의미이다.

哀力, 怒力, 喜力, 樂力은 어려운 것이 아니다. 우리가 느끼는 감정인 것이다. 그렇다면 감정이 어떻게 津液과 膏, 油, 液을 모이게 하는 것일까? 바로 감정이 곧 에너지이며 에너지가 감정이기 때문이다.

쉽게 이해할 수 있도록 예를 들자면 우리가 재미있거나 즐거워서 웃게 되면 엔돌핀이라는 물질이 분비된다(엔돌핀이 樂情에 의해 생성되는 液이나 精이라는 말은 아니다. 쉽게 설명하기 위하여 예를 든 것이다). 또한 화를 낼 때도 특정 호르몬이 분비되며, 즐거워할 때도 특정 물질이 분비된다. 화가 났을 때와 기쁠 때 몸의 호르몬 균형이라든지 臟腑의 상태가 모두 변하는 것을 어느 정도는 느낄 수 있을 것이다. 화가 나면 얼굴이 붉어진다든지 슬프면 눈물이 난다든지 하는 式으로 우리의 감정에 따라 몸 상태가 변한다.

또한 화를 자주 내면 화가 자주 나는 몸으로 변하게 된다. 자주 즐거워하면 우리의 호르몬 이라든지 여러 가지가 변화하여 그러한 몸으로 변하게 된다. 즉, 감정이 우리 몸을 변화시키는 것이다. 이는 과학적으로도 이미 증명되었고 우리가 매일 매시간 매분 느끼고 있는 일이기도 하다.

李濟馬 선생님은 어떠한 감정이 어떠한 에너지를 변화시킨다는 것을 밝혀놓고 설명해주신 것이다. 예를 들어 화를 내면 에너지가 상부로 올라가 얼굴이 붉어지고 心臟 搏動이 빨라진다. 화를 내면 기운이 상승하고, 기운이 상승하면 열이 생기기 때문이다. 이러한 것들을 李濟馬 선생님이 적어놓은 것이다.

감정의 변화가 우리 몸을 변화시키는 것이다. 화를 낼 때 생기는 에너지와 즐거워할 때 생기는 에너지의 종류는 완전히 다른 것이다. 그러한 에너지가 바로 津膏油液, 神氣血精이다. 예를 들어 슬퍼하면 온기에서 생성된 津이 우리 몸에서 더욱더 생성된다.

어떠한 감정을 느끼고 표출하느냐에 따라 우리의 인상이나 체형, 건강이 달라진다. 이는 모두 알고 있는 사실일 것이다.

특정한 감정에 의해 생기는 특정한 에너지가 있다. 哀怒의 情은 陽의 감정이기 때문에 上焦를 튼튼하게 하고 喜樂의 기운은 陰의 감정이기 때문에 下焦의 기운을 튼튼하게 한다. 슬퍼하거나 화를 내면 기운이 올라가는 것을 느낄 수 있을 것이다. 반대로 즐거워하거나 기뻐하면 몸이 이완되며 기운이 하강한다.

耳目鼻口가 먼저 나왔지만 쉽게 설명하기 위해 肺脾肝腎의 哀, 怒, 喜, 樂에 대해 알아보았고, 다음으로 耳目鼻口의 聽力, 視力, 臭力, 味力에 대해 설명하겠다.

聽力, 視力, 臭力, 味力이란 무엇일까? 이에 대해서는 앞에서 계속 설명하였다. 이를 擴充論에 다시 한 번 쉽게 설명해주시는데 다른 것이 아니라 듣고 보고 냄새 맡고 맛보는 것이라 고 하였다. 즉 외부의 天時, 世會, 人倫, 地方을 耳目鼻口로써 받아들이는 것이다.

그러면 이러한 耳目鼻口가 어떻게 神氣血精을 생기게 해주는 것일까? 뒤에 나오는 문장에 보면 耳目鼻口의 쓰임이 深遠廣大하면 神氣血精이 생겨난다고 하였다. 이것이 과연 의학적으로 맞는 말일까? 맞는 말이다. 사실 여기에 대해서는 심리학이나 서양의학에서도 많이 연구가 이루어졌고 증명도 되었다. 즉, 우리가 무엇을 보고 무엇을 듣느냐 무엇을 먹느냐에 따라 생성되는 에너지의 종류가 달라진다. 그리고 神氣血精이란 우리가 가지고 있는 에너지의 약간씩 다른 형태이다. 관상학을 공부한다면 이 개념을 더욱 잘 이해할 수 있다.

耳目鼻口가 에너지를 만들어내기도 하고 에너지를 없애기도 한다.

예를 들어 칭찬을 듣거나 긍정적인 장면을 보게 되면(好善) 意慾이 생기면서 몸에서 힘이 생긴다는 느낌을 받을 때가 있을 것이다. 부모님으로부터 많은 칭찬을 받거나 부모님이 많은 선행을 하는 것을 듣고 보고 자란 아이들이 자라서 더욱 건강하고 훌륭하며 좋은 일을 많이 하는 사람이 된다는 것은 여러 연구 결과 밝혀진 사실이다. 아이들의 耳目鼻口가 好善을 많이 듣고 보고 냄새 맡고 맛보았기 때문에 몸속에서 神氣血精이 충만해져 그러한 행동을 하게 되는 것이다.

멘토를 만나서 좋은 얘기를 많이 듣거나 그 멘토의 행동을 보고 느끼면 동기부여가 되어 더욱 부지런해지고 인생에 많은 도움을 받는다. 이런 경험을 직접 하거나 주변 사람들에게 들어본 적이 있을 것이다.

바로 이것이 耳目鼻口의 쓰임이 深遠廣大하여 神氣血精이 채워지는 것이다. 神氣血精이 채워지면 더욱더 건강해지고 더 나은 운명을 살 수 있게 된다(性命論: 善行則 命數自美也).

『東醫壽世保元』은 인간의 운명을 정하는 요소가 무엇이며 이러한 것들이 어떤 식으로 작용하는지를 모두 적어놓은 것이다. 좋은 것을 듣고 좋은 것을 보며 좋은 것을 냄새 맡고 좋은 것을 맛보게 되면 우리 몸에서는 그에 해당하는 에너지가 생겨난다. 이때 충족되는 에너지가 바로 神氣血精이다. 반대로 부정적인 말을 듣거나 좋지 못한 光景을 보고 싫은 냄새를 맡고 좋지 못한 음식을 맛보면 생각과 행동이 부정적으로 변하고 모든 일이 하기 싫어진다. 즉, 耳目鼻口의 쓰임은 好善하기를 좋아하는데 그렇지 못하면 神氣血精이 없어지는 것이다. 다시 말해 에너지가 없어지기 때문에 無氣力을 느끼게 된다.

어렸을 때 부모님이 늘 싸우는 모습을 보거나 좋지 못한 음식을 먹고 자란 아이들이 자라서 어떻게 되겠는가? 耳目鼻口의 쓰임이 深遠廣大하지 못하여 神氣血精이 제대로 생기지 못하였기 때문에 每事에 부정적이고 게으르며 나쁜 행동을 하게 된다. 그리고 이러한 나쁜 행동은 命數를 깎아 먹어 천수를 누리지 못하게 한다(性命論: 惡行則 命數自惡也).

물론 나쁜 환경에서 자란 아이들이 모두 나쁜 행동을 하는 것은 아니다. 자기 스스로 知와 行을 하고 성찰한다면 얼마든지 훌륭한 사람이 될 수 있다. 『東醫壽世保元』을 그러한 방법을 적어놓은 책이다. 存其心 養其性한다면 나쁜 환경에서도 얼마든지 훌륭한 사람이 될 수 있다.

하지만 나쁜 환경이 아이들에게 부정적인 영향을 끼치는 것은 사실이다. 그래서 부모의 역할이 정말 중요하다 할 것이다. 아이에게는 부모가 곧 세상이며 가장 큰 人倫이며 가장 큰 지방이다.

이상의 내용은 아이들뿐만 아니라 모든 사람에게 마찬가지이다. 좋은 친구, 좋은 환경, 좋은 음식, 선행을 듣고 보고 냄새 맡고 맛본다면 神氣血精이 충족될 것이지만 그렇지 못하다면 神氣血精은 소모될 것이다. 우리가 듣고 보고 냄새 맡고 맛보는 모든 것이 우리의 건강, 더 넓게 보아서 우리의 운명에까지 지대한 영향을 끼치게 된다.

神과 氣는 양적인 에너지로 溫과 熱에서 생기며 血과 精은 음적인 에너지로 凉과 寒에서 생긴다. 神은 氣보다 經淸한 기운이고, 精은 血보다 質重한 기운이다. 이는 『東醫寶鑑』에 나오는 神氣血精에 대한 설명과도 일맥상통한다.

>>>>>>>>>>>>>>>>>>>>>

■ 『東醫壽世保元』에 대하여

『東醫壽世保元』이 상당히 난해하며 설명이 함축적이라는 분들이 많다. 필자가 보기에 이는 일부러 그런 것이라기보다는 창시자인 李濟馬 선생님 입장에서는 그렇게 어려운 내용이 아니라고 생각하여 이 정도면 사람들이 이해할 수 있을 것이라 보았기에 그렇게 적어놓은 듯하다. 모든 것은 이해하고 나면 당연하고 쉬운 내용으로 여겨지기 때문이다. 하지만 잘 모르는 입장에서 보면 설명이 약간 부족할 수도 있고 상당히 어렵다고 느껴질 수도 있다.

그래서 다른 서적이나 이론에 나오는 내용을 四象醫學에 접목하거나 그러한 관점으로 이해하려고 하는 경우가 많다. 하지만 『東醫壽世保元』은 그렇게 해서 이해할 수 있는 책이 아니다. 『東醫壽世保元』에는 모든 것이 들어 있다. 다른 이론을 끌어 와 이해할 수 있는 책이 아니다.

필자는 『東醫壽世保元』 자체만을 열심히 보고 연구하였다. 만약 『東醫壽世保元』을 이해하기 위하여 다른 책이나 이론을 끌어들여 설명하려고 하였다면 원저자의 의도를 제대로 이해하지 못했을 것이다.

『東醫壽世保元』을 공부하면서 느끼는 점은 이 안에 모든 것이 들어 있다는 것이다. 『東醫壽世保元』을 이해하기 위해 性理學, 周易, 五行, 儒學 등을 어느 정도 공부할 필요는 있지만 일부러 깊이 있게 공부할 필요는 없다고 생각한다. 이러한 공부가 『東醫壽世保元』을 이해하는 데 도움이 될 수도 있지만 방해가 될 수도 있다. 양날의 칼인 것이다. 하지만 陰陽學說은 반드시 이해하여야 한다. 그래서 『東醫壽世保元』에서도 陰陽이라는 단어가 계속 나온다.

李濟馬 선생님은 자신이 하고자 하는 말은 『東醫壽世保元』에 모두 적어놓았다. 『東醫壽世保元』은 기존의 의학이나 철학과는 많이 차이가 존재하기 때문에 이 책에 모두 적어놓은 것이다.

五行學說이 四象醫學을 제대로 이해하는 데 방해가 될 수 있듯이 다른 학문들도 오히려 방해가 될 수 있다. 예를 들면 五行學說에서의 肝과 四象醫學에서의 肝은 비슷한 듯하지만 완전히 다른, 동음이어 수준의 차이를 보인다. 그러므로 四象醫學의 肝을 이해하기 위해서 五行學說의 肝을 공부하면 오히려 방해가 될 수 있는 것이다.

그래서 『東醫壽世保元』에 나오는 단어들은 『東醫壽世保元』 자체에서 이해하려고 노력하여야 한다. 물론 神氣血精과 같이 기존에 나온 단어들과 같은 의미로 사용되는 용어들은 설명 없이 그냥 적어 놓은 듯하다. 이런 경우는 기존의 의미를 알고 있다면 훨씬 도움이 될 것이다.

<<<<<<<<<<<<<<<<<<<

우리가 음식물을 먹으면 거기에서 에너지를 흡수하게 된다. 四象醫學에서는 그러한 음식물에서 나오는 에너지를 溫熱凉寒으로 구분하여 파악하였다. 맑고 輕淸한 에너지인 溫은 上焦에 모이고, 뜨거운 熱은 中上焦 부위에 모이며, 凉한 기운은 重下焦에 모이고, 質重한 寒은 下焦에 모인다.

이러한 溫熱凉寒의 에너지가 바로 津膏油液이 되는 것이다.

津膏油液이란 음식물에서 나온 에너지로 맑은 에너지이다. 津은 輕淸한 에너지이고 液은 차고 質重한 에너지이다. 膏는 熱의 에너지이고 油는 平淡한 凉의 에너지이다. 그리고 神氣血精은 이러한 에너지가 한 번 더 걸러진 더욱더 맑아진 에너지의 형태이다.

津海之濁滓則 胃脘 以上升之力 取其濁滓而 以補益胃脘
膏海之濁滓則 胃 以停畜之力 取其濁滓而 以補益胃

油海之濁滓則 小腸 以消導之力 取其濁滓而 以補益小腸
液海之濁滓則 大腸 以下降之力 取其濁滓而 以補益大腸

진해의 탁한 찌꺼기는 위완의 상승하는 힘으로 그 탁한 찌꺼기를 취하여 위완을 보익하게 한다.

고해의 탁한 찌꺼기는 위의 정축하는 힘으로 그 탁한 찌꺼기를 취하여 위를 보익하게 한다.

유해의 탁한 찌꺼기는 소장의 소도하는 힘으로 그 탁한 찌꺼기를 취하여 소장을 보익하게 한다.

액해의 탁한 찌꺼기는 대장의 하강하는 힘으로 그 탁한 찌꺼기를 취하여 대장을 보익하게 한다.

胃完, 胃, 小腸, 大腸에서도 순환이 이루어진다. 胃完, 胃, 小腸, 大腸에서 나온 津膏油液이 다시 胃完, 胃, 小腸, 大腸을 補益하는 것이다. 즉, 원을 그리며 순환하게 된다.

津이 풍부해지면 胃完으로 돌아가는 것이 많아지기 때문에 胃完이 더욱 튼튼해진다. 胃完이 튼튼해지면 음식물 중 輕清한 온기를 더욱 잘 흡수할 수 있게 되므로 津과 津海가 더욱 풍부해진다. 津海가 풍부해지면 다시 胃完으로 돌아가는 기운이 많기 때문에 胃完이 더욱 튼튼해진다. 太陽人은 이러한 순순환이 일어나기 때문에 계속해서 肺 기능이 발달하는 것이다.

반대로 太陰人은 胃完의 上升之力이 약하기 때문에 津海의 濁滓를 잘 흡수하지 못하여 胃完이 약해진다. 胃完이 약해지면 온기를 잘 흡수하지 못해 다시 津海가 부족해진다. 津海가 부족해지면 다시 胃完이 약해진다. 太陰人에서는 이러한 악순환이 일어나기 때문에 계속해서 肺가 약해진다.

胃完의 上升之力, 胃의 停畜之力, 小腸의 消導之力, 大腸의 下降之力은 앞에서 형상에 빗대어 왜 그렇게 되는지를 설명하였다. 음식물을 흡수하는 胃, 大腸, 小腸 등도 음식물을 소화하기 위해서는 에너지가 필요한데 이러한 에너지 또한 음식물에서 흡수하는 것이다.

膩海之濁滓則 頭 以直伸之力 鍛鍊之而 成皮毛
膜海之濁滓則 手 以能收之力 鍛鍊之而 成筋
血海之濁滓則 腰 以寬放之力 鍛鍊之而 成肉
精海之濁滓則 足 以屈强之力 鍛鍊之而 成骨

니해의 탁한 찌꺼기는 머리의 곧게 펴는 힘으로 단련하여 피모가 되게 한다.

막해의 탁한 찌꺼기는 손의 쥐는 힘으로 단련하여 근이 되게 한다.

혈해의 탁한 찌꺼기는 허리의 관방한 힘으로 단련하여 육이 되게 한다.

정해의 탁한 찌꺼기는 다리의 굽히는 강한 힘으로 단련하여 육이 되게 한다.

膩海, 膜海, 血海, 精海의 탁한 기운이 皮毛, 筋, 肉, 骨이 된다고 하였다.

여기서 중요한 점은 다른 기운들은 순환을 하며 돌아가는데 膩海, 膜海, 血海, 精海의 탁한 기운은 순환하지 않는다는 점이다. 皮毛, 筋, 肉, 骨로 가지만 胃完이나 肺처럼 순환하지 않는다.

津膏油液의 맑고 탁한 에너지는 순환한다. 예를 들면 胃完으로 돌아가서 다시 津이 모이는 것을 도와주거나 耳로 가서 神이 되며, 다시 津海를 모으는 것을 도와준다. 즉, 순환을 한다. 하지만 膩, 膜, 血, 精의 탁한 기운은 皮毛, 筋, 肉, 骨로 가면 다시 돌아오는 순환의 경로는 제시하지 않았다.

이는 인체의 生理를 정확히 묘사한 것이다. 우리 인체에서 皮毛, 筋, 肉, 骨은 津膏油液을 생산하는 곳이 아니라 단지 소비하는 곳이기 때문이다. 皮毛나 筋, 肉, 骨로 가면 에너지는 소비되어 없어져 버린다. 우리 인체에서 가장 많은 에너지를 소비하는 곳이 皮毛, 筋, 肉, 骨이다. 皮毛, 筋, 肉, 骨은 에너지의 생산과는 관련이 없는 곳이다. 즉, 음식물의 소화 흡수와 직접적인 관련이 없다. 그렇기 때문에 순환하지 않는 것이다.

실제로 皮毛, 筋, 肉, 骨로 이루어진 우리의 팔다리는 에너지를 소비하는 곳이다. 몸통이나 얼굴에 있는 皮毛, 筋, 肉, 骨 또한 마찬가지이다. 에너지를 생산하는 곳은 따로 있다. 우리의 몸통인 五臟六腑에서 에너지를 생산하면 皮, 肉, 筋, 骨에서 그 에너지를 소비하여 움직이고 일을 하며 생활을 해나가는 것이다. 皮毛, 筋, 肉,

骨로 가는 膩海, 膜海, 血海, 精海의 탁한 에너지는 소비되어 없어진다. 이처럼 소비되는 에너지로 우리는 움직일 수 있고 생활할 수 있다.

사실 팔다리는 우리 인체에서 중요하지 않다. 『東醫壽世保元』에는 팔다리에 대한 언급이 거의 없다. 肺脾肝腎, 胃完, 胃, 大腸, 小腸에 대한 언급은 많지만 팔다리에 대해서는 그렇지 않다. 이는 팔다리가 우리의 생명과 직접적인 관련이 없고 단지 소비하는 곳이기 때문이다. 실제 生理와 病理 임상을 다룬 少陰人, 少陽人, 太陰人, 太陽人 편에는 팔다리의 통증에 대한 언급이 거의 없다. 肺脾肝腎(에너지를 생산하는 곳)이 튼튼하면 팔다리(에너지를 소비하는 곳)는 자연히 튼튼해지기 때문이다.

이와 같이 『東醫壽世保元』의 臟腑論은 우리의 인체 순환과 생산, 소비를 정말 잘 묘사한 글이다.

手는 脾 부위에 있으며 足은 腎 부위에 있다. 肺는 皮毛, 脾는 筋, 肝은 肉, 腎은 骨을 主한다. 水穀의 온기는 皮毛가 되며 열기는 筋이 되고 凉氣는 肉이 되며 寒氣는 骨이 된다. 肺는 氣液의 呼散과 관련되어 있기 때문에 皮毛가 되며, 肝은 吸收之氣와 관련되어 있기 때문에 肉이 된다. 腎은 가장 寒하며 하강하는 기운이기 때문에 가장 단단한 骨이 된다. 脾의 열기는 가장 많은 운동을 하게 되는 筋이 된다(그래서 少陽人이 가장 활동적이다).

여기에서 또한 중요한 점은 頭의 直伸之力, 手의 能收之力, 腰의 寬放之力, 足의 屈强之力이라는 말이 나온 이유이다. 直伸之力, 能

收之力, 寬放之力, 屈强之力은 모두 頭, 手, 腰, 足의 형상을 보고 유추한 말들이다.

頭는 인체의 가장 위쪽에서 하늘로 直伸되어 뻗어져 있고, 手는 물건을 잘 쥘 수 있는 형상으로 되어 있다. 腰는 寬放한 형상이며 足은 屈强한 형상(가장 강한 관절로 되어 있다)이다. 즉, 앞에서도 계속 설명하였듯이 四象醫學은 인간의 형상과 마음, 氣가 같다고 보는 학문이기 때문에 그 형상을 보고 그 기운을 유추한 것이다.

이와 같이 『東醫壽世保元』은 앞뒤가 철저히 계산된 논리정연한 글이다.

是故

耳必遠聽 目必大視 鼻必廣嗅 口必深味

耳目鼻口之用 深遠廣大則 精神氣血 生也

淺近狹小則 精神氣血 耗也

肺必善學 脾必善問 肝必善思 腎必善辨

肺脾肝腎之用 正直中和則 津液膏油 充也

偏倚過不及則 津液膏油 爍也

그러한 이유로 귀는 반드시 멀리 들어야 하며 눈은 반드시 크게 보아야 하며 코는 반드시 넓게 맡아야 하며 입은 반드시 깊이 맛보아야 한다.

이목비구의 쓰임이 깊고 멀고 넓고 크면 정신기혈이 생긴다.

이목비구의 쓰임이 얇고 좁고 작으면 정신기혈이 소모된다.

폐는 반드시 선을 배워야 하고 비는 반드시 선을 물어야 한다. 간은 반드시 선을 생각하여야 하고 신은 반드시 선을 분별하여야 한다.

폐비간신의 쓰임이 정직중화하면 진액고유가 충만되고

치우치고 기울어지며 과하거나 부족해지면 진액고유가 녹아 없어진다.

앞에서 모두 설명한 바이다.

膩海藏神 膜海藏靈 血海藏靈 精海藏魄

니해는 신을 저장하고 있다. 막해는 령을 저장하고 있다. 혈해는 령을 저장하고 있다. 정해는 백을 저장하고 있다.

津海藏意 膏海藏意 油海藏意 液海藏意

진해는 의를 저장하고 있다. 고해는 의를 저장하고 있다. 유해는 의를 저장하고 있다. 액해는 의를 저장하고 있다.

頭腦之膩海 肺之根本也

背膂之膜海 脾之根本也

腰脊之血海 肝之根本也

膀胱之精海 腎之根本也

두뇌의 막해는 폐의 근본이다.

배려의 막해는 비의 근본이다.

요척의 혈해는 간의 근본이다.

방광의 정해는 신의 근본이다.

이는 앞에 있는 溫熱凉寒의 기운이 순환하는 과정을 이해하면 알 수 있는 내용이다.

舌之津海 耳之根本也

乳之膏海 目之根本也

臍之油海 鼻之根本也

前陰之液海 口之根本也

혀의 진해는 귀의 근본이다.

가슴의 고해는 눈의 근본이다.

배꼽의 유해는 코의 근본이다

전음의 액해는 입의 근본이다.

이는 앞에 있는 溫熱凉寒의 기운이 순환하는 과정을 이해하면 알 수 있는 내용이다.

心 爲一身之主宰 負隅背心 正向膻中 光明瑩澈

耳目鼻口 無所不察 肺脾肝腎 無所不忖

頷臆臍腹 無所不誠 頭手腰足 無所不敬

심은 일신의 주체자이다. 귀퉁이와 마음을 등에 지고 가슴의 중앙을 정확하게 향하며 빛처럼 밝게 빛난다.

이목비구는 살피지 못하는 것이 없고 폐비간신은 헤아리지 못하는 것이 없으며

함억제복은 정성을 다하지 못하는 것이 없으며, 두수요족은 공경하지 못하는 것이 없다.

여기서 心은 서양의학에서 말하는 해부학적인 心이 아니다. 그와는 다른 중앙의 마음, 중앙의 氣가 바로 心이다. 正向膻中하는 마음이 곧 心이다. 치우침이 없는 중앙의 마음이 곧 心인 것이다. 肺脾肝腎은 중앙을 향하는 마음이 아니다. 肺脾肝腎이 가지지 못한 중앙을 향하는 마음이 心인 것이다.

>>>>>>>>>>>>>>>>>>>>>>>

■ 癌에 대하여

性命論부터 臟腑論까지 내용을 보면 마음과 똑같은 氣가 우리 몸에서 생겨난다는 것을 알았을 것이다. 李濟馬 선생님은 인간의 마음을 희로애락의 감정으로 구분하고 그 감정에 해당하는 부분이 어디인가, 그 마음이 어떠한 氣를 가지고 있는가를 연구하였다. 그리고 마음과 그에 해당하는 기운과 형상을 일치시켰다.

이 생각을 확대해보면 희로애락의 감정뿐만이 아니라 우리의 모든 생각과 인체의 기운을 연결할 수 있다. 우리 몸에서는 나의 마음과 같은 기운이 끊임없이 생산되는 것이다. 몸과 마음은 같기 때문

에 나의 생각이 몸에 영향을 끼치고 몸이 나의 생각에 영향을 끼치게 된다. 몸과 마음은 그렇게 서로 영향을 끼치면서 마치 윗물, 아랫물처럼 계속해서 같은 방향으로 가게 된다.

그 마음을 보면 그 사람의 병이나 상태를 알 수 있다. 또 그 기운이나 몸 상태를 알면 그 사람의 마음 상태를 알 수 있다. 모든 병에는 그에 해당하는 마음이 있기 때문이다.

몸과 마음이 같이 때문에 생기는 대표적인 병이 바로 癌이다.

이 지구상에서 인간이 가장 많이 癌에 걸린다고 한다. 인간의 3분의 1이 癌으로 죽음을 맞이한다. 인간이 가장 많이 癌에 걸리는 이유는 무엇일까?

병과 마음은 같다고 하였다. 인간이 癌이라는 병에 가장 잘 걸리는 이유는 다른 동식물과의 생각의 차이(性情의 차이)에서 찾을 수 있다. 바로 인간의 생활 습관과 마음 씀씀이 때문일 것이다.

그렇다면 암세포의 특징을 먼저 알아보도록 하자.

암세포와 정상세포의 가장 큰 차이점은 능력과 욕심에 있다. 바로 암세포가 일반 세포에 비해 엄청나게 뛰어난 능력을 갖추고 있으며 욕심도 대단하다는 것이다.

일반 세포는 다른 세포와 공존하며 살아간다. 즉, 자신의 역할이 있으며 자기 자신과 다른 세포를 위해서 존재한다. 일반 세포는 다른 세포나 전체를 위해서 맡은 역할을 하며 다른 세포에게 도움을 주는 동시에 다른 세포의 도움도 받는다. 다른 세포로부터 에너지를 받으며 자신 또한 다른 세포를 위해 에너지를 사용한다. 또한 필요 이상으로 욕심을 부려 개체수를 늘리지 않고 일정하게 유지시킨다.

반면에 암세포는 엄청나게 욕심이 많은 세포이다. 암세포는 다른 세포를 위해 존재하지 않는다. 오히려 반대로 다른 세포의 에너지를 빨아먹으면서 성장한다. 다른 세포로부터 영양분을 흡수하고 빼앗아오기만 하는 것이다.

이렇게 빼앗아온 영양분을 어디에 사용하느냐면, 바로 자기 자신과 자신의 가족들(같은 암세포)을 위해서면 사용한다. 그래서 어느 臟腑에 일단 암세포가 생기면 다른 세포들은 죽고 암세포만이 성장하게 된다. 즉, 다른 세포의 에너지를 모두 빨아들여 자기 자신이 쓰고, 자기 자신과 같은 암세포를 계속 생산하는 데 쓰는 것이다. 어떻게 보면 암세포는 굉장히 가정적이며 자신의 동족을 위하는 세포라고도 할 수 있다.

하지만 자기와 다른 세포에 대해서는 엄청나게 잔인하다. 자기 자신과 동족을 위해 다른 세포를 파괴해나간다. 예를 들어 肝에 癌이 생기면 肝에 있는 정상세포들은 점차 파괴되고 암세포만이 남게 된다. 어떻게 보면 癌은 엄청난 능력과 전투력을 가지고 있는 세포이다. 다른 세포에 필요한 영양분을 독식함으로써 자기 자신과 동족만이 살아남는 것이다.

이러한 면은 지구상에서 인간이 하는 행동, 그리고 마음과 너무나도 일치한다. 인간은 지구상의 모든 에너지를 흡수하며 빨아들인다. 지구에 있는 엄청난 양의 나무를 베어내고 엄청난 양의 동식물을 채

취하고 생태계를 파괴해나간다.

인간이 어느 한 지역에 정착하는 순간부터 그 지역의 동식물은 빠르게 멸종해간다. 대신에 인간의 개체수는 계속해서 늘어난다. 인간은 자연의 에너지를 무섭게 빨아들이며 이렇게 빨아들인 에너지를 자신과 가족, 동족을 위해서만 사용한다. 이는 암세포가 주위의 세포를 파괴하며 자기 자신과 동족 암세포를 계속해서 생산해내는 것과 똑같다.

대부분의 인간이 자신의 에너지를 자기 자신과 가족을 위해서만 사용한다. 자비심과 사랑을 자신의 동족을 위해서만 사용한다. 그러한 동족은 또다시 자연을 파괴시켜나간다. 나에게 에너지를 준 자연에게 사용하는 것이 아니다. 물론 자연보호 운동을 하는 사람들도 있기는 하지만, 이는 전체 인간에 비하면 극히 일부분에 불과하다.

예를 들어 나무를 베어 사용하였으면 그 나무를 위해서 우리도 에너지를 사용하여야 한다. 그것이 자연의 법칙이다. 하지만 인간은 나무에서 나온 에너지를 오로지 자기 자신과 동족을 위해서만 사용한다. 자연에 되돌려주지 않는다. 이러한 행동은 癌의 행동과 완전히 일치한다. 癌 또한 오로지 자신과 같은 암세포를 위해서만 에너지를 사용한다.

인간이 이렇게 생각하고 행동하기 때문에 그와 똑같은 기운이 우리 몸에 생겨나는 것이다. 앞에서 봤듯이 화를 내면 기운이 상승하고 가슴 부위가 발달하는 것과 마찬가지 이치로 말이다. 우리 인간이 욕심을 부리고 자연의 에너지를 자신을 위해서만 사용하고 다른 동식물의 고통은 아랑곳하지 않는 마음이 우리 몸에서 형상화된 것이 바로 癌이라고 생각한다.

앞에서도 계속 말했지만 우리의 생각, 행동과 우리가 보고 듣는 것과 똑같은 에너지가 우리 몸에 생겨나는데 인간이 인간 자신들만을 위해 자연의 에너지를 빨아들이는 생각과 행동을 하기 때문에 그와 같은 생각을 하는 세포가 생겨나는 것이다.

그 생각의 핵심은 바로 인간 자기 자신과 가족, 동족을 중심에 둔 끝없는 욕심이다. 癌 역시 자기 자신과 가족, 동족에 대한 욕심과 사랑이 대단한 세포이다.

또 癌은 계속해서 전이된다. 이 또한 에너지에 대한 욕심 때문이다. 예를 들어 肝에 癌이 생겼다면 처음에는 肝에 있는 에너지만을 흡수하여 동족을 늘려나간다. 그러다 세력이 더욱 커지고 肝이 많이 파괴되어 에너지가 원활히 흡수되지 않거나 더 많은 에너지가 필요해지면 다른 건강한 곳으로 이전해가는 것이다. 새로운 자원을 찾아 세력을 확장하는 것이다.

이러한 전이 또한 인간의 행동과 일치한다. 인간은 한곳에 정착하다가 그곳에 에너지가 고갈되거나 어떠한 지역에 많은 에너지가 있다는 것을 알게 되면 그 지역으로 이전하여 자원을 개발해나간다. 예전에 있었던 콜럼버스의 신대륙 발견이나 요즘에 行해지는 자원개발을 위한 아마존, 북극, 남극으로의 진출이 그러한 예이다. 자신의 욕심을 채우기 위하여 다른 지역으로 점점 더 세력을 확장해나가는 것이다.

자원에 대한 이러한 욕심은 정말 끝이 없다. 현재 인간의 腎臟에 해당하는 남극과 북극의 얼음이 많이 녹은 상태이다. 이는 아시다시피 인간에 비유하자면 腎의 음기가 다해가는 상황인 것이다. 온난화로 인하여 얼음이 많이 녹았음에도, 온난화를 막자는 지구의 목소리보다 오히려 남극, 북극으로의 자원개발 경쟁이 더욱더 치열해졌다. 얼음이 녹음으로써 그동안 선박이나 인간이 접근하기 어려웠던 곳에도 접근이 용이해졌기 때문이다. 인간의 자원에 대한 끝없는 욕심을 단적으로 보여주는 예이다.

남극과 북극의 얼음이 지구 온난화로 녹아버렸으면 거기에 대해 반성하고 자원의 채취를 억제하고 자연을 보호하는 것이 옳다. 그런데도 얼음이 녹음으로써 배가 다닐 수 있고 인간이 진출하기에 더욱 좋은 환경이 되었다며 자원을 캐러 북극, 남극으로 진출하여 더욱더 자연을 파괴하는 것이다.

지구의 肺에 해당하는 아마존 또한 많은 서양 문명이 진출하여 빠른 속도로 산림이 파괴되고 있다. 이는 비유하자면 癌이 肺까지 전이된 것과 마찬가지인 상황이다.

인간이 자원을 개발하면 할수록 인간은 더욱더 편해지고 인간이 살기는 좋아지는 듯 보인다. 하지만 지구는 점점 더 파괴되고 인간을 제외한 동식물이 살기가 점점 더 힘들어진다. 癌이 전이되면 전이될수록 더 많은 에너지를 얻을 수 있기 때문에 암세포는 점점 더 늘어나며 그에 반에 정상세포의 수는 점점 더 줄어든다.

재미있는 사실은 우리는 암세포의 최후를 알고 있다는 사실이다. 암세포는 놀라운 생명력과 증식 능력, 자신과 가족에 대한 엄청난 욕심이 있지만 바로 그 욕심 때문에 오랫동안 생존할 수가 없다. 아이러니하게도 자신의 놀라운 능력 때문에 일찍 생을 마감하는 것이다.

癌은 오래 살 수 없다. 왜냐하면 자신이 기생의 대상으로 삼은 숙주(인간)는 자신의 세력이 커지면 커질수록 일찍 죽어버리기 때문이다. 인간이 죽으면 그 속에 있는 癌도 같이 죽음을 맞이한다.

癌이 모든 곳에 전이되어 말기에 이르면 정상세포들이 영양 공급을 제대로 받을 수가 없기 때문에 인체의 균형이 파괴되고 인간은 죽음을 맞이하게 된다. 인간이 죽으면 癌도 당연히 죽는다. 만약 癌이 어느 정도 증식하다 '아, 더 증식했다가는 이 인간이 위험하고 이 인간이 죽으면 나도 죽겠구나.'를 인식하고 증식을 멈춘다면 癌은 더 오래 살 수 있을 것이다. 하지만 癌은 그렇게 하지 못한다. 왜냐하면 너무나 욕심이 많기 때문이다.

癌은 자신의 욕심을 멈출 수 없다. 내일 죽음을 맞이하더라도 눈앞에 있는 먹잇감을 포기하지 못하는 것이다. 다른 세포의 에너지를 흡수함으로써 얻게 되는 이점을 너무나 잘 누려왔기 때문에 그러한 쾌락을 멈출 수가 없는 것이다. 癌은 그렇게 숙주가 자신으로 인해 파괴되고 죽음으로써 자신 또한 최후를 맞이하게 된다. 알면서도, 욕심 때문에 멈출 수가 없다.

인간 또한 무서울 정도로 비슷하다. 지구가 파괴되면 인간이 더

이상 살지 못한다는 것을 인간 역시 너무나 잘 알고 있다. 하지만 욕심 때문에 자원의 개발과 자연의 파괴를 멈출 수가 없다. 일부에서 자연보호가 이루어지고 있기는 하지만 다른 곳에서 더 많은 자연 파괴가 일어나고 있다.

이러한 자연파괴를 인간이 멈출 수 있을 거라고는 생각하지 않는다. 癌이 말기에 저절로 치유가 되는 일이 간혹 있지만 이는 거의 기적에 가깝다. 인간들에게는 이런 기적이 일어나지 않을 것이다. 도리어 자연이 너무 많이 파괴되고 지구의 자원이 고갈되어 인간이 더욱 살기 힘든 상황이 되어도 인간의 욕심은 더욱 극에 달할 것이기 때문이다.

먹을 것이 풍부하고 자원이 풍부하면 인간들끼리 서로 경쟁이 일어나지 않기 때문에 많은 욕심을 부리지 않더라도 잘 먹고 잘살 수 있다. 하지만 자원이 줄어들고 살기가 힘들어지면 자원에 대한 욕망은 더욱더 강해진다. 예를 들어 석유가 거의 고갈되었다고 하자. 자연은 이미 엄청나게 파괴되어 인간이 살기는 더욱 어려워졌다. 그런데 만약 석유가 나오는 유전이 발견된다면 예전보다 그 유전에 대한 채취 경쟁이 더욱 치열해질 것이다. 예전에는 경제성이 없다고 거들떠보지도 않던 유전들조차 시추를 시도할 것이다. 석유가 많을 때보다 더 많은 돈이 되기 때문이다.

즉, 희소성의 원리에 따라 자원이 떨어지면 떨어질수록 자원에 대한 인간의 욕망은 더욱더 강렬해질 수밖에 없다. 전쟁이 일어날 수도 있다. 밥을 세 끼 먹을 때보다 밥이 없어 두 끼만 먹어야 할 때 더욱더 밥에 대한 욕망이 강해진다.

자원이 파괴되어 인간이 살기 힘들어졌을 때에 이르러서야 '아, 이렇게 만든 것은 우리 자신이구나!'라고 깨달을지언정 자원에 대한 개발을 그만둘 수는 없을 것이다.

만약 그러한 상황에서 자원에 대한 개발을 포기하고 자연으로 돌아가 전기도 없고 자동차도 없는 생활을 하려는 사람은 아마 거의 없을 것이다. 이미 다른 곳에서 에너지를 빨아들여서 얻는 이점에 길들었기에 그러한 편함을 잊을 수가 없는 것이다.

癌 또한 마찬가지이다. 癌은 말기가 되면 될수록 더욱더 그 활동력이 강해진다. 癌이 말기가 되어 인간이 다 죽어가는 상황이 되면 癌 또한 죽음이 가까워진다. 하지만 그럴수록 더욱더 인간을 파괴해간다. 왜냐하면 흡수할 수 있는 에너지가 줄어들기 때문에 배가 더 고파지고 그로 인해 에너지에 대한 욕망이 더욱 강해지는 것이다. 그래서 조금이라도 더 많은 에너지를 끌어내기 위해 인간의 정상세포를 더욱더 파괴해간다. 하지만 그 때문에 癌은 더 빨리 죽게 된다.

인간과 癌의 이러한 행동에서 핵심은 바로 욕심이다. 다른 곳에서, 즉 인간에게는 지구의 자원이고 암세포에게는 정상세포들에서 흡수한 에너지를 자기 자신과 동족을 위해 사용하면 엄청나게 많은 편함과 이점이 있다는 것을 알았기 때문이다. 또한 그러한 능력을 얻었기 때문이다.

인간이 다른 동식물로부터 에너지를 빼앗아서 자기 자신을 위해 사용하는 마음이 곧 인간의 몸속에서 癌을 만들어내는 이유 중 하나라고 생각한다. 내가 생각하는 것과 똑같은 에너지가 내 몸속에서 생겨나기 때문이다. 고로 우리의 욕심이 만들어낸 에너지가 바로 癌이다.

남의 것을 빼앗기를 좋아하고 자기 자신만을 위해 사는 사람은 癌에 걸리기가 더욱 쉬워진다. 그렇다고 癌에 걸린 사람들이 모두 나쁜 사람이라는 말은 절대 아니다. 모든 사람이 癌에 걸릴 수 있으며, 욕심 없는 사람은 거의 존재하지 않는다.

나의 세포는 나의 생각, 행동과 똑같은 생각, 행동을 하게 된다. 우리의 마음(知)과 행동(行)이 병을 만들어낼 수도 있고 오히려 병을 치료할 수도 있다. 지금 무엇을 듣고 보고 생각하고 행동하느냐가 命을 정한다. 命이란 바로 운명이다. 운명을 정하는 것은 우리 자신의 行이다. 그러므로 모든 사람은 堯舜이 될 수도 있고 악인이 될 수도 있다. 모두 마음과 행동의 문제이다.

癌을 고치기 위해서는 마음의 수행을 먼저 하여야 한다. 癌을 치료하는 방법으로 수술이나 抗癌療法을 하는 것도 어느 정도는 효과가 있겠지만 한계가 분명히 존재한다. 이러한 치료는 정상세포 또한 파괴해버리기 때문이다. 마치 인간이 많이 살고 있는 곳에 핵폭탄을 터트리는 것과 같은 일이다. 인간이 한곳에만 살고 있다면 효과가 있겠지만 전 세계에 퍼져 있기에 소용없는 짓이다.

가장 좋은 방법은 암세포를 정상세포로 바꾸는 것이다. 우리의 지속적인 욕심이 암세포를 만들어냈다. 그러니 반대로 욕심을 줄이고 아름다운 마음을 가진다면 암세포 또한 변하게 될 것이다.

인간이 처음부터 지구에 암적인 존재였던 것은 아니다. 인간은 오랜 시간 동안 자연과 더불어 살아왔다. 하지만 자연을 이용하는 법을 알게 되고(예를 들면 산업혁명) 그 능력을 가지게 되면서부터 점점 욕심이 많아져 지구에 암적인 존재로 변하게 되었다. 즉, 정상세포가 암세포로 변한 것이다.

우리는 性命論에 나왔던 다음과 같은 말을 반드시 가슴에 새겨야 한다.

命者 命數也 善行則 命數自美也 惡行則 命數自惡也

이 말이 정말 가슴 깊이 녹아든다면 性命論부터 臟腑論까지가 어느 정도는 이해가 된 것이다.

命數는 수명, 운명을 말한다. 선행을 하면 운명이나 수명이 아름다워지고 악행을 하면 운명이나 수명이 악해진다. 왜냐하면 내가 하는 생각, 행동과 같은 기운이 내 몸에서 생성되기 때문이다. 화를 내면 氣가 상승한다. 반면 기뻐하면 기운은 내려간다. 이것은 하나의 예이며 모든 감정은 그에 해당하는 기운을 우리 몸에 만들어낸다.

내가 만약 선행을 한다면 그에 해당하는 기운이 우리 몸에서 만들어진다. 세포 하나하나가 활기를 띠며 다른 세포를 도와주려 한다. 반대로 악행을 하면 우리 몸에서는 그에 해당하는 기운이 생성된다.

이러한 기운은 癌을 만들기도 하면서 우리의 세포를 파괴해나간다. 악행은 다른 동식물이나 사람들에게 해가 되는 행동이다. 이러한 행동은 몸에서 독의 기운이 생성되게 만든다. 또한 세포들끼리 서로 공격하게도 만든다.

■ 명상에 대하여

명상은 氣의 집중이다.

몸과 마음과 기운은 같다. 그렇기 때문에 氣는 마음이 가는 곳으로 이동하게 되어 있다. 마음을 손에 두면 氣가 손으로 가고, 마음을 발에 두게 되면 氣가 발로 가며, 마음을 下丹田에 두면 氣가 下丹田으로 가게 되어 있다.

이는 자연의 이치며 인간의 기본 生理이다. 四象醫學에서는 이를 희로애락의 性, 情으로 설명하였다. 화를 내면 氣가 상승하고 화에 해당하는 가슴 부위로 氣가 가게 되어 있다. 눈이 잘 보면 氣가 脾 부위로 가 脾 부위가 발달하게 된다. 귀가 잘 들으면 氣는 肺 부위로 가 肺 부위가 발달하게 된다.

우리 몸은 의식이 가는 곳으로 氣가 이동하게끔 만들어져 있다. 만약 마음이 가는 곳으로 氣가 가지 않는다면 우리는 생활을 제대로 할 수 없다. 예를 들어 내가 '저 물건을 오른손으로 들어야지.' 하고 생각한다면 그 순간 氣가 오른손으로 많이 이동하여 오른손에 힘이 들어가게 된다. 그런데 내가 '오른손으로 물건을 들어야지.'라고 생각하는데 몸에서는 오른손에 힘이 들어가지 않고(오른손으로 氣가 이

동하지 않고) 엉뚱하게 왼발에 힘이 들어간다면 어떻겠는가? 이는 정상이 아니라 병인 것이다.

우리의 팔다리는 우리의 소원을 들어주기 위해 존재한다. 즉, 우리의 마음이 실현된 것 중 하나가 바로 팔다리이다. 나의 마음을 형상화하여 들어주기 위해 팔다리가 존재하는 것이다. 그러므로 평소 우리가 무엇에 마음을 두고 있는지 안다면 우리가 무엇에 氣를 쓰고 있는지를 알 수 있다. 즉, 자신의 마음을 들여다보고 생각해보면 내가 어느 곳에 氣를 사용하고 있는지를 알 수 있다는 의미이다. 이러한 마음이 행동을 하게 만들고(知行) 행동이 운명을 결정하는 것이다. 운명을 알고 싶으면 내가 알고 있는 것(知)이 무엇이며 내가 지금 어떠한 행동(行)을 하는지를 곰곰이 생각해보면 된다.

우리가 가장 많은 氣를 사용하는 것 중 하나가 바로 耳目鼻口이다. 듣고 보고 냄새 맡고 맛보기 위해서는 많은 기운이 필요하다. 이는 臟腑論에 설명되어 있다. 우리는 耳目鼻口를 사용하여 주위 환경을 파악하여 알고 여러 가지 것을 배운다. 그렇기 때문에 耳目鼻口는 반드시 필요하며, 그것들을 사용하는 것은 살기 위해 가장 필요한 행위이다.

그런데 이러한 耳目鼻口의 쓰임에는 반드시 에너지가 소비된다. 즉, 보기 위해서는 氣가 눈으로 가야 하고 냄새 맡기 위해서는 氣가 코로 가야 한다. 예를 들어 컴퓨터를 오래 쓰거나 하여 장시간 눈을 사용하면 몸 또한 피로를 느끼게 된다. 눈은 엄청나게 많은 혈액을 소모하며 일을 한다. 즉, 보기 위해서는 많은 氣가 필요한 것이다.

보고 듣고 냄새 맡고 맛보는 것 자체가 氣를 소모하는 행동이다. 이 점에 대해서는 臟腑論에 설명되어 있다.

명상을 하면 이러한 耳目鼻口의 쓰임을 차단하게 된다. 참선의 방법은 다양하다.

예를 들어 조용한 곳에서 눈을 감고 화두 참선을 한다고 하였을 때 우리 몸에 어떠한 현상이 일어나는지 살펴보도록 하자.

화두 참선은 특정 화두에 모든 의식을 집중하라고 한다. 즉, 화두 한 가지만을 생각하도록 한다. 예를 들어 '참나는 무엇인가?'라는 화두를 주제로 참선을 한다고 하였을 때, 모든 의식이 이 주제에 집중된다. 물론 번뇌나 망상이 생겼다면 이는 집중 상태가 아니다. 번뇌, 망상이 없어진 상태에서 '참나는 무엇인가'에 대해 깊게 생각하면 내 몸에 있는 모든 에너지가 그것을 알기 위해 집중된다. 왜냐하면 깊은 참선 시에는 耳目鼻口의 쓰임을 차단하기 때문이다. 보지도 않고 듣지도 않고 냄새 맡지도 않고 맛보지도 않는다. 耳目鼻口로 가는 氣가 차단되고 모든 에너지가 참나는 무엇인가에 대한 해답을 찾기 위해서 집중되는 것이다.

우리가 생활할 때는 의식이 분산된다. 듣고 보고 느껴서 주위를 파악하여야 하기 때문인데, 이는 깊이 있는 사고를 방해한다. 우리 몸의 에너지를 100이라고 하였을 때 우리는 알게 모르게 이러한 감각에 몇십 퍼센트를 사용하고 있는 것이다. 하지만 명상을 하면 이러한 것들을 차단하고 오로지 한 가지에 대해 에너지를 집중하게 된다.

그러면 평소 알기 힘들었던 사실에 대해서도 깨닫게 되는 것이다. 즉, 자신의 모든 능력을 한 가지에 집중하여 한 가지 문제를 푸는 데만 사용하는 것이다.

이러한 고도의 집중 상태는 명상을 할 때만 나타나는 것은 아니다. 학생이 깊이 집중하여 공부를 하다 보면 주위에서 떠드는 소리가 들리지 않게 된다. 즉, 모든 氣가 공부하는 데 가기 때문에 공부에 필요없는 곳에 에너지를 소비하지 않는 것이다.

여기서 중요한 것은 당연히 好善하는 내용에 대해 명상을 하여야 한다는 것이다. 그런 경우는 없겠지만 좋지 못한 화두를 가지고 화두 참선을 한다면 오히려 나쁜 곳으로 에너지를 집중시키기 때문에 인격을 파괴할 수 있다.

耳目鼻口의 쓰임이 명상에 방해가 된다는 것은 아니다. 만약 한 곳에 집중하고 싶다면 耳目鼻口의 쓰임을 잠시 닫아두는 것 또한 좋은 방법이다.

이러한 耳目鼻口의 쓰임을 이용하여 명상을 하는 방법 또한 있다. 좋은 것을 보고 좋은 것을 들으며 좋은 냄새하에서 명상을 하면 명상의 효과가 더욱더 커질 수도 있다. 好善하는 내용의 그림을 보거나 음악을 듣거나 냄새를 맡으면서 명상을 할 수 있다는 뜻이다. 하지만 명상을 하면서 헤비메탈 음악을 듣거나 잔인한 그림을 보거나 한다면 명상의 효과는 떨어질 것이다. 耳目鼻口는 항상 好善하여야 한다.

명상법 중에서 특정 소리를 내거나 특정 그림이나 글을 보면서 하는 것 또한 臟腑論의 원리를 적용할 수 있다. 즉, 내 몸에서 생성되었으면 하는 에너지에 해당하는 그림이나 글, 소리, 냄새, 맛을 이용한다면 더욱더 효과가 있을 것이다.

<<<<<<<<<<<<<<<<<<<

四象情針

자신이 생각한 침법이 四象體質 침법인지 확인하기 위한 필수 조건

저자가 이 體質針에 대한 가설을 세우고 이 방법으로 침을 놓은 것은 20년 전이다.

그때 이미 확연한 효과와 이 침법에 대한 확신이 있었지만 최소 10년은 넘게 확인해 보고 발표하자고 마음을 먹었다.

올해가 만으로 딱 20년째이다. 20년째 이 침법으로 침을 놓았고 이 침법이 體質針法이라는 확신을 얻었다.

20년간 體質針法을 확인할 때 본인이 세운 법칙이 있다.

첫 번째 체질을 모를지언정 체질이 다르면 아무 소용이 없다.

환자를 볼 때 그 사람의 체질을 잘 모르겠으면 그 환자는 제외하고 자신이 개발한 침법을 사용해 보면 된다.

하지만 少陽人을 太陰人이라 생각하거나 少陰人으로 오진하여 침을 놓으면 절대로 침법을 확인할 수 없다.

만약 少府를 瀉한다고 했을 때 少府 瀉가 어느 체질에 해당되는 침인가를 알기 위해서는 일단 환자에 대한 정확한 체질 감별이 되어야 한다는 것이다.

少府 瀉가 少陽人 針이라는 가설을 세워서 이를 확인해 본다고 하자.

만약 少陽人으로 생각되는 환자에게 少府 瀉를 놓았다고 하자. 그런데 자신이 少陽人이라고 생각한 환자가 少陽人이 아니라면 절대로 體質針을 확인할 수 없다.

만약 그 환자가 少陽人이 아니라 太陰人이었다면 그래서 少府 瀉가 효과가 없었다면 少府를 瀉하는 것이 少陽人에게 효과가 없다라는 잘못된 결론을 내리는 것이다(少府 瀉가 少陽人 針이라고 한다면).

즉 체질을 감별할 때 이 사람의 체질이 명확하지 않는 것은 중요하지 않다. 그 사람은 제외하고 확인하면 되기 때문이다.

하지만 자신이 명확히 맞다고 생각한 사람의 체질이 틀리는 순간 절대 體質針法을 개발할 수 없다.

체질을 잘못 알고 침을 놓는 것은 아무 의미가 없을 뿐 아니라 오히려 혼란만 야기시킨다.

그 가설이 정답이라 하더라도 확인 과정에서 이 가설이 틀렸다는 잘못된 결과에 도달하게 된다.

반대로 그 가설이 틀렸지만 정답이라고 잘못된 결론을 내릴 수도 있다.

체질이 명확한 환자에게만 개발한 침법을 확인해 보아야 한다.

100% 체질이 명확하지 않은데 體質針을 놓아서 이 혈자리가 어느 체질에 좋은지 감별한다는 것은 뇌내 망상밖에는 되지 못하고 절대 정답에 접근할 수 없다.

본인의 경우 체질이 명확하지 않은 환자에게 놓은 體質針의 반응은 처음에 제외를 시켰다.

체질이 확인된 환자에게 본인이 세운 가설에 해당하는 침을 놓아 20년간 확인하였다.

정확히 체질이 감별된 환자는 어떤 환자인가?

체질 처방을 10제 이상 먹어서 주소증과 여러 증상들이 확연하게 개선되었으며 전혀 불편함이 없는 환자들을 대상으로 확인하였다(저자는 100% 체질 처방만을 사용하였다. 한의원에서 평균 하루에 10제 이상을 사상 처방만으로 처방하고 있다).

體質 처방을 먹이서 확연하게 호선된 사람들을 대상으로 침을 놓았을 때 거의 대부분의 환자가 명확한 효과가 있어야 된다.

두 번째 體質針을 맞고 확연하게 좋아진 환자의 경우 그 체질에 해당하는 약을 먹었을 때 반드시 부작용이 없고 호전 반응을 보여야 한다는 것이다.

즉 少陽人 침을 놓아서 가장 효과가 좋고 반응이 좋았는데 약을 써 보니 少陽人 약이 맞지 않고 少陰人 약이 맞다면 그 침법은 틀린 것이다.

세 번째 四象體質針을 맞고 주소증만 좋아지는 것이 아니라 몸이

전반적으로 모두 좋아져야 한다는 것이다.

그리고 반드시 확인해야 될 것이 침 치료를 한 뒤에 마음 또한 편안해졌는지를 확인해야 한다.

체질의학은 몸과 마음이 같은 것이고 몸과 마음은 같이 좋아지거나 같이 나빠지게 된다. 주소로 호소하는 통증이 감소하였다고 해서 그 침법이 맞는 것이 아니라는 말이다.

반드시 그 치료를 통해 마음까지 편안해져야 된다.

少陽人은 화가 덜 나야 되고 太陰人은 탁한 생각이 줄어들어야 하며 少陰人은 가슴이 편안해져야 한다.

또한 四象情針은 에너지의 균형을 맞추어 에너지의 효과를 극대화시키는 것이 목적이기 때문에 에너지의 효율 상승으로 인한 체력의 증가가 있어야 한다. 침만으로도 환자의 체력이 좋아져야 한다.

이 3가지 원칙을 세우고 20년간 침을 놓아 본 결과 이 침이 四象體質針이라는 확신을 얻었다.

>>>>>>>>>>>>>>>>>>>>>>

저자가 눈 질환을 많이 보게 된 계기가 여기에 있다. 처음부터 눈 질환을 많이 보지는 않았다. 그런데 體質針을 놓았을 때 공통되는 반응이 있다.

눈이 침침한 환자의 경우(나이가 많은 환자들은 대부분 눈이 침침하고 어둡다) 대부분이 눈이 밝아진다라는 말을 한다는 것이다.

본인의 경우 침을 놓아 체질을 확인할 경우 나이가 40대 이상인 경우는 반드시 눈이 맑아지는 것을 확인한다(針을 놓았을 때 눈이 조금 맑아지는 것이 아니라 환자가 확연히 느낄 정도로 밝아진다. 체질이 맞는 경우는 대부분 침을 놓자마자 즉효로 눈이 밝아진다는 말을 한다).

體質針을 놓아 환자가 확실히 느낄 정도로 눈이 확연히 밝아진 경우 체질 처방으로 확인해 보면 거의 열이면 열 많은 효과가 있었으며 그 체질이 맞았었다.

<<<<<<<<<<<<<<<<<<<

현재는 체질을 감별하는 데 침을 사용하고 있다.

針으로 체질이 명확한 경우는 거의 예외 없이 약으로 효과를 보았다.

약과 침이 일치하는지를 20년 동안 확인하였다.

체질에 따라 침을 놓을 때 범하는 가장 흔한 오류

첫 번째 기존 한의학의 肝心脾肺腎과 四象醫學의 肺脾肝腎을 같은 개념으로 보고 침을 놓는 것

예를 들어 少陽人은 脾大腎小한 체질로 腎이 약한 체질이다.

그런데 이 腎을 기존 한의학에서의 腎과 같은 것으로 보고 足少陰腎經을 補하는 것이다.

이는 앞에서 설명하였듯이 四象醫學의 肺脾肝腎과 기존 한의학의 肝心脾肺腎은 완전히 다른 것인데 같은 것으로 보고 치료하는 오류를 범한 것이다.

四象體質에서 4가지로 사람을 분류하는 기준과 12경락에서 12가지 경락으로 분류하는 기준은 완전히 다른 것이다.

手太陰肺經과 手陽明大腸經은 사상의학에서 말하는 肺와는 크게 관련이 없다.

足少陰腎經과 足太陽膀胱經은 사상의학에서 말하는 腎과는 크게 관련이 없다.

足太陰脾經과 足陽明胃經은 사상의학에서 말하는 脾와는 크게 관련이 없다.

足厥陰肝經과 足少陽膽經은 사상의학에서 말하는 肝과 크게 관련이 없다.

手少陰心經과 手太陽小腸經은 사상의학에서 말하는 心과 크게 관련이 없다.

분류하는 기준 자체가 완전히 다르다.

만약 手太陰肺經과 手陽明大腸經이 사상의학에서의 肺와 같다면 手太陰肺經과 手陽明大腸經이 약한 체질이 太陰人이란 말인가? 이제마 선생님이 말한 肺가 手太陰肺經과 手陽明大腸經이란 말인가? 『동의수세보원』 어디에도 나오지 않는 내용이다.

四象醫學의 肺脾肝腎이 무엇인지 정확하게 이해하지 못하였기에 범하는 오류이다.

太陰人針은 『동의수세보원』의 肺. 性命論, 四端論, 擴充論, 臟腑論에 나오는 肺를 補하는 침이 太陰人針이지 手太陰肺經 手陽明大腸經을 補하는 針이 太陰人 針이 아니다.

太陽人針은 『동의수세보원』의 肝. 性命論, 四端論, 擴充論, 臟腑論에 나오는 肝를 補하는 침이 太陰人針이지 足厥陰肝經과 足少陽膽經 補하는 針이 太陽人 針이 아니다.

少陰人針은 『동의수세보원』의 脾. 性命論, 四端論, 擴充論, 臟腑論에 나오는 脾를 補하는 침이 少陰人針이지 足太陰脾經과 足陽明胃經을 補하는 針이 少陰人 針이 아니다.

少陽人針은 『동의수세보원』의 腎. 性命論, 四端論, 擴充論, 臟腑論에 나오는 腎를 補하는 침이 太陰人針이지 足少陰腎經과 足太陽膀胱經을 보하는 침이 少陽人 針이 아니다.

두 번째 사암침의 정격, 승격을 體質針에 그대로 이용하는 것

五行에서 水인 足少陰腎經을 보할 때 사암침에서는 상생하는 金을 보하고 상극하는 土를 瀉하게 된다.

이것 또한 水를 보하는 좋은 방법이긴 하지만 五行의 상생상극을 이용한 것이다. 하지만 사상의학에서의 肺脾肝腎은 五行의 상생상극의 법칙이 적용되지 않는다고 충분히 설명하였다.

五行의 상생상극의 이론을 사상의 肺脾肝腎을 치료하는 데 적용하는 것은 논리적인 모순이다.

예를 들어 사상의학에서의 腎은 降하는 氣이다. 하강하는 기운이다. 土穴인 太白을 瀉하고 金穴인 經渠를 補하는 것이 하강하는 기운을 돕는 침일까?

사상의학에서의 肝을 五行에 비유하자면 흡수하는 기운이기 때문에 五行에서 金과 가장 비슷하다. 金을 보할 때 火를 瀉하고 土를 補하게 되는데 火를 瀉하고 土를 補하는 것이 사상의학에서의 肝을 보하는 것이겠는가?

이는 사상처방이 아닌 후세방을 四象人에 적용시켜 사용하는 것과 같은 오류이다.

性情 四象體質 침법 혈

體質針을 이해하기 위해서는 사상의학에서 말하는 肺脾肝腎이 무엇인지 이해하면 가능하다. 앞에서 설명한 性命論, 四端論, 擴充論, 臟腑論을 이해하게 되면 사상의학에서 말하는 肺脾肝腎이 무엇인지 이해하게 되는 것이다.

體質針을 설명하기에 앞서 性命論, 四端論, 擴充論, 臟腑論을 먼저 설명한 이유가 바로 그러한 이유이다.

體質針의 가장 중요한 원리는 다음과 같다.

첫 번째 四象醫學에서의 肺脾肝腎이 무엇인지에 대한 정확한 이해(性命論, 四端論, 擴充論, 臟腑論의 명확한 이해)

두 번째 性情에 대한 이해(이는 앞에서 다루었다)

세 번째 陰陽에 대한 깊이 있는 이해

肺脾肝腎에 대한 혈자리

肺: 呼散之氣이다. 각 경락의 木의 혈자리가 대체적으로 肺의 혈자리이다.

脾: 乘하는 氣이다. 각 경락의 火의 혈자리가 대체적으로 脾의 혈자리이다.

肝: 吸하는 氣이다. 각 경락의 金의 혈자리가 대체적으로 肝의 혈자리이다.

腎: 降하는 氣이다. 각 경락의 水의 혈자리가 대체적으로 腎의 혈자리이다.

위에 말한 穴자리가 乘降緩速의 혈자리이다.

少陽人: 脾를 瀉하고 腎을 補한다.

少陰人: 腎을 瀉하고 脾를 補한다.

太陰人: 肺를 瀉하고 肝을 補한다.

太陽人: 肝을 瀉하고 肺를 補한다.

補瀉法은 九六補瀉를 사용한다.

체질별 임상을 통해 명확히 확인된 혈자리

太陽人

少商 中衝 少衝 大敦 隱白 湧泉 瀉

商陽 關衝 少澤 厲兌 竅陰 至陰 補

太陰人

少商 中衝 少衝 大敦 隱白 湧泉 補

商陽 關衝 少澤 厲兌 竅陰 至陰 瀉

曲池 補

曲澤 少海 瀉

少陽人

少府 勞宮 魚際 然谷 行間 大都 瀉

內庭 俠溪 通谷 補

合谷 太白 瀉

少陰人

少府 勞宮 魚際 然谷 行間 大都 補

內庭 俠溪 通谷 瀉

合谷 太白 補

이 책에서 다 적지 못한 체질별 혈자리와 오수혈이 아닌 체질별 혈자리들이 많이 있다.

구체적인 혈자리별 효과와 조합 등은 각론에서 사상인의 생리 병리를 설명하면서 자세히 다룰 예정이다.

性情 체질침법 이론의 핵심 정리

각 12經絡마다 肺脾肝腎의 穴자리가 있다.

이는 12經絡을 나누는 기준과 사상의학에서 肺脾肝腎의 기준이 다르기 때문이다.

五行의 相生 相剋으로 경락을 補하지 않는다. 五行의 相生相剋은 四象醫學의 肺脾肝腎에 적용되는 이론이 아니기 때문이다.

예를 들어 정확하게 手太陰肺經에서 肺를 보하는 穴자리, 肝을 補하는 穴자리, 脾를 補하는 穴자리, 腎을 보하는 穴자리가 있다. 金을 補하기 위해 土를 補하고 火를 瀉하는 개념은 四象醫學에서 없다.

四象醫學에의 肺를 보하는 것은 肺의 穴자리를 직접 補해야 가능한 것이다.

肺는 緩의 기운이다. 緩의 기운은 12經絡 모두에 있는 기운이다. 그 穴자리를 찾아 직접 補瀉를 해야 한다.

脾는 升의 기운이다. 升의 기운은 12經絡 모두에 있는 기운이다. 그 穴자리를 찾아 직접 補瀉를 해야 한다.

肝은 速의 기운이다. 速의 기운은 12經絡 모두에 있는 기운이다. 그 穴자리를 찾아 직접 補瀉를 해야 한다.

腎은 降의 기운이다. 降의 기운은 12經絡 모두에 있는 기운이다. 그 穴자리를 찾아 직접 補瀉를 해야 한다.

五行의 相生相剋 사암침의 補瀉法에 대한 고정관념을 깨야지만 性情 四象體質 針法을 이해할 수 있다.

升降緩速의 穴자리는 12經絡에 각각 모두에 존재한다.

소양인이라고 해서 足少陰腎經, 足太陽膀胱經의 병만 생기는 것이 아니라 12경락 모두에 병이 생길 수 있으며 이를 치료하는 혈자리는 12경락 각각에 존재한다. 다른 체질 또한 마찬가지이다.

四象情針의 원리와 침의 正 반응

사상의학은 체질마다 강한 장부와 약한 장부가 있으며 그 균형이 깨어졌을 때 병이 생긴다고 본다. 그렇기 때문에 사상의학의 치료법은 너무 강해진 장부의 에너지는 줄여 주고 약한 장부의 에너지는 끊임없이 보충해 주어야 한다.

예를 들어 소양인의 경우 脾에 열 에너지가 많아지게 되면 腎의 寒 에너지는 줄어들어 체력이 감소하게 되고 여러 병이 생기게 된다.
두 명의 사람이 타고난 에너지의 총량이 같고 똑같이 100의 에너지를 가지고 있다고 가정해 보자.

한 명은 열 에너지를 80가지고 있고 寒 에너지를 20을 가지고 있다.
다른 한 명은 열 에너지를 60 가지고 있고 寒 에너지는 40을 가지고 있다.

전자의 체력은 20이 되며 후자의 체력은 40이 된다. 그 사람의 체력과 수명은 가장 약한 장기가 정할 수밖에 없기 때문이다.
아무리 신장이 튼튼하고 간이 튼튼하더라고 심장이 뛰지 못하면 살 수가 없다.
아무리 심장이 튼튼하고 간이 튼튼하고 비장이 튼튼하더라도 신장이 없다면 살 수가 없다.
사상의학의 핵심은 에너지이다. 정기신혈이다.
에너지의 균형 있는 조절이 사상의학의 핵심이다.
에너지를 조절하기 위하여 『동의수세보원』에서는 마음과 행동, 자연에 있는 음식을 사용하였다.
한약 또한 자연에 있는 음식 중 하나이다.
그런데 이 에너지를 조절하는 가장 좋은 방법 중에 하나가 침법이다.

침으로 소양인 脾의 열 에너지를 줄이고 腎의 寒 에너지를 보충시켜 줄 수 있다.

침으로 태양인 肺의 溫 에너지를 줄이고 肝의 凉 에너지를 보충시켜 줄 수 있다.

침으로 소음인 腎의 寒 에너지를 줄이고 脾의 열 에너지를 보충시켜 줄 수 있다.

침으로 태음인 肝의 凉 에너지를 줄이고 肺의 溫 에너지를 보충시켜 줄 수 있다.

그렇기 때문에 결과적으로 각 체질별 性情의 다스림으로 인한 효과와 각 체질별 음식과 한약을 통한 효과와 같은 효과를 침으로 낼 수 있는 것이다.

마음을 다스리고 체질에 맞는 음식과 한약을 먹었을 때 나타나는 효과와 똑같은 효과가 침으로 재현되어야 한다.

침으로 에너지를 조절할 수 있는 이유는 침을 놓게 되면 그 자리로 에너지가 집중되기 때문이다.

사실 침이란 몸에 상처를 입히는 행위이며 강한 자극을 주는 것이다.

우리 인간의 몸은 상처를 입은 곳으로, 강한 자극을 받은 곳으로 에너지가 집중된다.

이 원리는 이미 의학에서 광범위하게 사용하고 있다. 피부과에서는 레이저로 얼굴 피부와 근육에 상처를 주어 에너지를 얼굴로 집중시킨다.

오장육부와 경락은 연결되어 있다. 경락이 아니라 하더라도 오장육부와 모든 인체 부위는 유기적으로 연결되어 있을 수밖에 없다.

우리의 手足 또한 오장육부와 연결되어 있다. 手足에서 사상의학의 폐비간신, 升降緩速에 해당하는 혈자리를 찾아 補하고 瀉하는 침법이 사상정침이다.

手足에도 사상의학의 폐비간신에 해당하는 자리가 있다. 수족에서 폐비간신에 해당하는 혈자리에 놓아 보사를 통해 에너지를 조절한다.

체질을 이용하는 침법이 특히 효과가 좋은 이유가 있다.

침이란 한약이나 음식처럼 외부에서 에너지가 들어가는 것은 아니다. 오로지 환자의 에너지만을 조절하는 것이 목적이다.

예를 들어 비에 80, 신에 20의 에너지가 있는 소양인에게 침을 놓아 비에 있는 에너지를 신에 보내 비에 60, 신에 40의 에너지가 되게 만들었다면 이 사람이 사용할 수 있는 체력과 에너지는 20에서 40으로 증가한 것이 된다. 즉 에너지의 총량이 늘어나지 않더라도 에너지를 효율적으로 배분할 수 있다면 총에너지가 늘어난 효과를 낼 수가 있는 것이다.

환자의 주소증이 에너지의 부족으로 인한 병이라면 탁월한 효과를 볼 수가 있다.

환자의 주소증이 아니더라도 약한 에너지가 침으로 증가되었을 때 나타는 대표적인 효과를 살펴보자.

첫 번째 침으로 부족한 에너지가 보충되게 되면 첫 번째로 느끼는 것이 바로 체력의 증가이다. 한약을 먹지 않더라도 침만으로도 체력이 좋아지게 된다. 환자가 스스로 간이 좋아졌는지 폐가 좋아졌는지를 느끼기는 힘들다. 하지만 폐비간신이 좋아져서 신기혈정이 균형을 찾게 되면 평균 에너지가 증가한 것이기에 피로감이 감소하게 되고 체력이 좋아졌다고 느끼게 된다.

에너지의 증감을 가장 먼저 느낄 수 있는 것은 체력의 증감이다.

두 번째 체질별로 마음이 변하게 된다.

사상정침으로 각 체질별 부족한 에너지가 보충이 되어 장기가 튼튼해진다면 그 마음 또한 변하게 된다. 마음이 변해도 몸이 변하며 몸이 변해도 마음이 변화한다.

몸과 마음은 하나로 같기 때문이다.

태양인은 당여(黨與)를 행함에 우아함이 생긴다. 또한 자신의 잇속을 어느 정도 챙기는 마음이 생긴다.

소양인은 화를 덜 내게 되고 화를 참을 수 있으며 차분해진다. 거처를 行함에 안정감이 생긴다.

태음인은 머리가 맑아지며 잡생각이 줄어들고 계산적인 행동이 줄어든다. 베풀 수 있는 마음이 생기게 된다. 사무를 행함에 날쌤이 생긴다.

소음인은 자신의 감정을 용기 있게 드러낼 수 있으며 답답했던 가슴이 편안해진다. 밖에 나가 사무와 교우를 하고 싶은 마음이 자연스럽게 생기게 된다.

>>>>>>>>>>>>>>>>>>>>>>

■ 모든 체질에 해당하는 마음의 변화

각 체질별 性情이 다르기 때문에 四象情針에 의한 마음의 변화 또한 모두 다르다.

하지만 큰 틀에서의 체질 불문 사상정침으로 치료할 수 있는 대표적인 정신과 질환이 있다.

바로 정신질환의 대표적인 병인 우울증과 공황증이다.

『동의수세보원』을 공부했다면 우울증과 공황증을 단지 마음의 병으로만 생각해서는 안 된다. 몸과 마음은 같기 때문이다. 폐비간신과 인간의 性情은 같이 움직이며 결국 같아지게 된다.

마음의 병이 곧 몸의 병이다.

폐비간신에 있는 神氣血精은 우리 몸의 에너지이다.

우리가 사무, 교우, 당여, 거처를 行하기 위해서는 폐비간신에서 만들어진 에너지가 필요하다.

이 에너지가 떨어져서 사무, 교우, 당여, 거처를 行함에 문제가 생기는 질환이 우울증과 공황증이다.

우울증에 대해 먼저 알아보자.

아침에 일어나 사무, 교우, 당여, 거처를 行하기 위해서는 에너지가 필요하다. 하루에 필요한 에너지를 100이라고 가정해 보자. 만약 폐비간신의 기능이 좋아서 100만큼의 에너지를 만들어 낸다면 아무 문제될 것이 없다.

하지만 일이 너무 많거나 폐비간신의 기능이 떨어져서 60만 생산이 된다면 문제가 될 수밖에 없다.

40만큼 부족하기 때문에 사무, 교우, 당여, 거처를 행함에 있어 문제가 생길 수밖에 없다.

이때 우리 몸은 60만큼 행동을 해야 될까? 100만큼 행동을 해야 될까?

만약 폐비간신에서 생기는 에너지가 60인데 100만큼 사무, 교우, 당여, 거처를 행한다면 몸에 큰 무리가 올 수밖에 없으며 에너지 부족으로 여러 가지 병이 생길 수밖에 없다. 수명 또한 줄어들 것이다.

이때 우리의 몸과 마음은 100만큼 행동을 하지 않고 60만 행동하여 몸을 보호하려고 한다.

첫 번째가 바로 마음을 우울하게 만드는 것이다.

사람이 기분이 좋으면 어떻게 되는가?

일도 더 열심히 할 것이고 더 놀고 싶고 더 많은 즐거움을 추구하게 된다. 즉 에너지를 소비하는 쪽으로 가게 된다.

만약 폐비간신의 기운이 떨어져 있는데 기분이 활기차고 즐겁다면 이것이 정말 정신병이다. 이러한 사람은 장기가 버틸 수가 없으며 에너지 고갈로 큰병이 생길 것이다.

몸과 마음은 같이 가야 하는데 몸과 마음이 따로 가는 것이다.

인간은 기분이 좋고 체력이 좋다면 쉬지 않는다.

우울하게 되면 좋은 점이 있다. 바로 쉴 수 있는 것이다.

직장을 다니던 사람은 쉬기 위해 직장을 그만둘 수도 있다. 시간이 나더라도 밖에 나가서 놀기도 싫어지고 집에서 잠을 자거나 휴식을 취할 것이다. 친구도 만나기 싫어질 것이다. 교우를 위해서도 에너지의 소비가 필요하다.

즉 우울하게 되면 사무, 교우, 당여, 거처를 쉬게 됨으로써 에너지를 아낄 수 있다.

우울한 기분으로 인하여 활동량이 줄어들고 충분히 쉬게 되면 다시 체력이 보충이 되어 기분이 좋아지고 활동량이 늘어난다. 하지만 에너지가 고갈된 상태에서 충분한 휴식을 취하지 못하거나 지속적인 스트레스와 잘못된 식습관을 行하게 된다면 우울한 감정은 지속될 수밖에 없다.

이때 마음을 다스리고 침과 한약을 통하여 에너지가 보충이 되면 즉 100만큼의 에너지가 폐비간신에서 생성이 된다면 다시 활동하고 싶은 마음이 들고 저절로 기분은 좋아지게 된다.

여기서 정신과에서 처방하는 우울증 약은 정말 위험할 수 있다. 우울증 약을 먹게 되면 약의 부작용으로 오장육부는 나빠지게 된다. 오장육부의 기능이 떨어지기 때문에 50밖에 에너지가 생성되지 못한다. 하지만 도파민 등을 조절하여 기분을 좋게 만들어 버리면 활동량이 늘어나게 되고 에너지의 소모가 많아지게 된다. 에너지가 50밖에 없는데 100만큼 쓰게 하는 꼴이다. 우울증 약을 먹고 에너지를 과도하게 사용한 상태에서 우울증 약의 효과가 떨어지게 되면 고갈된 에너지로 인하여 더 우울해지게 되고 또다시 우울증 약에 의존하게 된다. 이런 악순환을 반복하며 몸과 마음이 망가지게 된다.

우울증 환자에게 필요한 것은 화학적인 도파민이 아니라 에너지이다. 정신과에서 처방하는 우울증 약에는 에너지가 없다.

아무리 나쁜 일이 생기더라도 에너지가 많다면 그것을 극복할 수 있다.

사상의학이 추구하는 바가 바로 에너지이다. 부족한 에너지를 찾아내서 그 에너지를 보충해 주는 것이다.

四象情針은 에너지의 균형을 조절하여 부족한 에너지를 보충시켜 줄 수 있는 가장 좋은 방법 중의 하나이다.

두 번째로 공황증이 생기게 된다.

환자들에게 공황증을 설명할 때 드는 예가 있다.

코끼리와 토끼가 있다고 해 보자. 코끼리는 에너지가 강하고 토끼는 에너지가 약하다.

코끼리와 토끼가 늑대를 만나게 되었다.

이때 코끼리는 불안한 감정이나 공포감이 생기지 않는다. 늑대가 옆에 오더라도 신경조차 쓰지 않는다. 편하게 잠도 잘 수 있다.

하지만 토끼는 늑대를 보게 되면 극심한 불안과 공포를 느끼게 된다. 심한 경우 패닉에 빠지는 경우도 있다.

여기서 중요한 점은 토끼는 늑대를 만나면 의무적으로 불안 초조해야 한다는 것이다.

만약 겁이 없는 토끼라서 늑대를 보더라도 겁을 내지 않고 불안 초조하지 않다면 늑대에게 잡아먹힐 수밖에 없다. 이런 토끼가 태어난다면 진화 과정에서 자연도태가 될 수밖에 없다.

에너지가 떨어지게 되면 항상 불안하고 초조해야만 자연에서 살아남을 수 있으며 우리는 그렇게 진화하였다. 폐비간신의 기능이 떨어져서 에너지가 부족하다면 불안 초조 예민해져야지만 더 큰 나쁜 일이 생기지 않는다.

불안 초조하고 겁이 많게 되면 일을 크게 벌이지 않는다. 사업하던 사람은 사업을 오히려 줄이고 시간이 남더라도 자신이 편안히 느끼는 곳에서 쉬려고 한다. 즉 에너지를 소비하지 않는 상황으로 가게 된다.

아무리 잘나가는 연예인이나 재산이 많은 부자라 하더라도 우울증, 공황증에 걸리는 경우를 보게 된다. 모든 사람이 부러워하는 상황인데도 불구하고 우울증에 고통 받는 사람들이 많다.

이는 그 사람의 마음이 약해진 것이 아니라 과도한 스케줄로 인하여 자신이 가진 에너지보다 더 많은 일을 하다 보니 에너지가 고갈되어 생기는 것이다.

이때 에너지를 채워 줄 수 있는 것은 첫 번째가 침이다. 침으로 강한 장기의 에너지를 瀉해 약해진 장기로 보내 주어 에너지의 균형을 맞추어 준다면 保命之主가 강화되어 에너지의 증가로 생기는 모든 효과를 보게 된다.

두 번째 자연에 있는 음식과 공기이다. 우리가 공기를 바꿀 수는 없지만 자연에 있는 음식은 얼마든지 바꿀 수 있다. 바로 체질에 맞는 음식과 한약이다.

정신과에서 처방하는 공황증 약은 많은 부작용을 만들 수밖에 없다. 왜냐하면 이러한 약에는 에너지가 없기 때문이다.

마치 늑대를 보고 불안해하는 토끼에게 불안함을 없애는 약을 주는 것과 마찬가지이다.

불안함이 없어진 토끼는 더 큰 화를 당하게 될 것이다.

또한 우울증 약과 마찬가지로 겁이 없어진 사람은 여러 가지 일을 벌일 것이고 이는 에너지의 소비로 이어지게 된다. 약해진 폐비간신이 더 약해지게 되고 불안함은 더 커질 것이다.

이때라도 충분한 휴식, 사상정침과 체질에 맞는 식습관을 가져 에너지를 보충해 주어야 하지만 다시 공황증 약을 먹어 불안함을 없애게 된다면 큰 화를 당할 수도 있다.

공황증에 걸렸을 때 무조건 정신과 약을 먹지 말고 가만히 있으라는 말이 아니다. 공황증까지 왔다면 폐비간신에 큰병이 있는 것이다. 이때는 반드시 부족해진 에너지를 찾아서 적극적으로 여러 가지 방법을 사용하여 에너지를 보충해 주어야 한다.

부족해진 에너지를 찾아 보충해 줄 수 있는 사상처방과 사상정침, 체질별 양생법이 가장 좋은 방법일 수밖에 없다.

이때 이러한 방법을 사용하지 않고 정신과 약만 복용하고 평소처럼 생활한다면 더 큰 화를 당하게 될 것이다.

<<<<<<<<<<<<<<<<<<<

참고도서

『性理臨床論』, 김주 저, 대성의학사, 1997

『四象醫學』, 전국 한의과대학 사상의학교실 엮음, 집문당, 2005

『김형태 東醫壽世保元』, 김형태 저, 정담, 2002

『새로쓴 四象醫學』, 류주열 저, 대성의학사, 2007

『黃帝內經 소문』, 이경우 역, 여강출판사, 1999

『東醫寶鑑』, 許浚 저, 법인문화사, 1999

『東武遺稿』, 李濟馬 저, 이창일 역주, 청계, 1999

『네 안에 잠든 거인을 깨워라』, 앤서니 라빈스 저, 조진형 역, 씨앗을 뿌리는 사람, 1999

『지산 선생 임상학 특강』, 대한전통학의학회 편, 지산출판사, 1998

『格致藁』, 李濟馬 저, 박대식 역주, 청계, 2000

『東醫壽世保元 甲午舊本』, 李濟馬 저, 김달래 편역, 2002

『李濟馬 全書』, 李濟馬 저, 권건혁 편집, 도서출판 반룡, 2002

『東醫壽世保元 補編』, 李濟馬 저, 김달래 편역, 대성의학사, 2002

『東醫壽世保元 四象草本卷』, 李濟馬 저, 경희대학교 한의과대학 사상의학과, 1999

저자 金 正 熙

- 동국대학교 한의학과 졸업
- 동국대학교 체질의학과 석사
- 동국대학교 체질의학과 박사 수료
- 저서: 『눈2주의 기적』

개정증보판
東醫壽世保元과 四象情針 總論
– 性命論, 四端論, 擴充論, 臟腑論

1판 1쇄 펴냄 · 2014년 9월 11일
개정증보판 1쇄 펴냄 · 2024년 10월 8일

지은이 · 김정희
펴낸이 · 권오현
펴낸곳 · 대성의학사

출판등록 2009년 6월 22일(제301-2013-095호)
서울특별시 중구 을지로 126-1 (을지로3가, 3층)
전화 02)2279-3444 / 팩스 02)2285-0108
Homepage www.medibook.co.kr

값 22,000원

ISBN 979-11-90868-43-3(93510)